提供具有针对性和实操性的指导建议，让你不再提心吊胆，不做束手无策的父母。

守护
宝宝健康的
小蓝书

小宝贝
健康

北京协和医院儿科

李冀萌

U0339382

湖南科学技术出版社

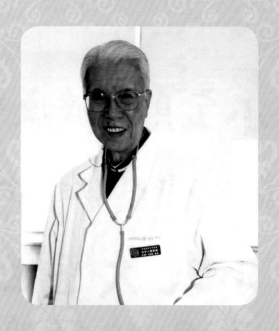

张金哲，中共党员，中国工程院院士，中国小儿外科主要创始人之一，国家儿童医学中心小儿外科特级专家，主任医师，博士生导师。

1920 年 9 月生于天津市，从医 70 多年，为万名以上儿童操刀手术，先后培养了数百名小儿外科医生和数十名硕士、博士研究生，桃李满天下。

中国儿科泰斗张金哲院士对晚辈李冀医生的期冀："《小宝贝 大健康》李冀医师新著出版纪念：小儿大医生，贝贝护幼鸣，翼下健康汇，科普'冀'先行。"

中国儿科泰斗张金哲院士对李冀医生的期冀：

《小宝贝 大健康》

李冀医师新著出版纪念

小 儿 大 医 生
贝 贝 护 幼 鸣
翼 下 健 康 汇
科普"冀"先行

百岁儿医 张金哲

李冀先生是我的好朋友，一位医术精湛的儿科医生，把多年的宝贵经验分享给宝妈宝爸，这本书用文字和图画结合的方式科普，我觉得很特别，值得推荐！

刘国梁

刘国梁

中国乒乓球协会主席

世界乒乓球职业大联盟理事会主席

原中国国家乒乓球队总教练

乒乓球男子单打、双打世界冠军

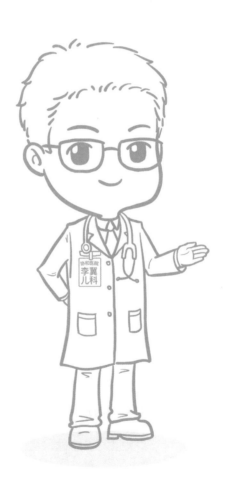

前言

　　随着社会不断的发展，宝宝健康问题也越来越受到父母重视。宝宝吃五谷杂粮，难免患病，家长若能及时发现孩子的问题，观察孩子的身体情况，尽早预防疾病，做到防患于未然，这便是所有医者的梦想了，因为父母才是孩子的第一守护者。

　　宝宝生病是其生长发育过程中必然会经历的，但是父母往往在此时会过分焦虑，担心宝宝的病情，不知所措，因此帮助宝爸宝妈们正确地认识疾病，判断合适的就诊时机以避免病情延误就显得很有必要。

　　作者整理自己多年在临床工作中获得的经验，历时一年半的时间精心策划撰写完成本书，其中包含经过多年的儿科临床经验，以及自己的心得，通过图文并茂的形式来为广大宝妈宝爸们排忧解难，并在寓教于乐的过程中，把孩子的健康问题阐述得清楚，让孩子能够茁壮地成长以及在就医过程中改善孩子的体验，帮助父母缓解焦虑。

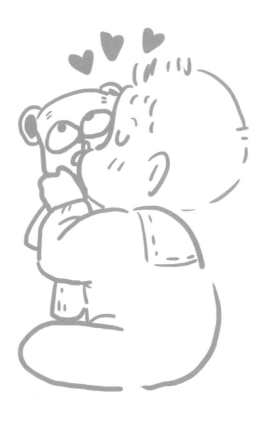

目 录

第1章

感谢有你，我的宝贝

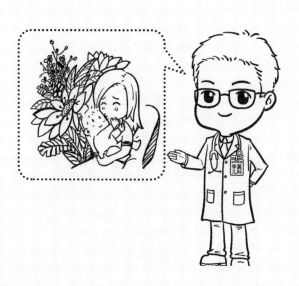

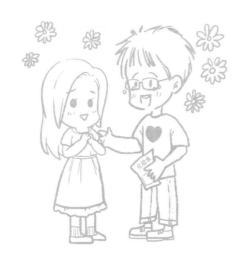

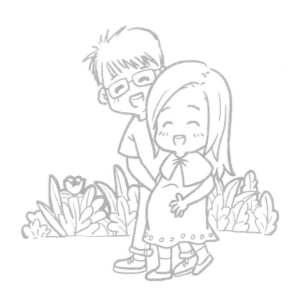

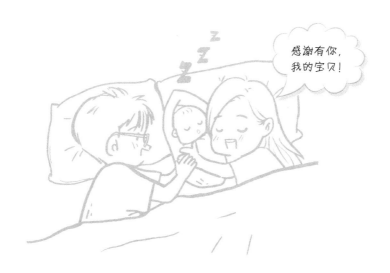

从宝宝出生开始，新晋爸妈还来不及好好感受初为父母的喜悦，一场挑战马上就要开始了，养娃哪有这么简单！

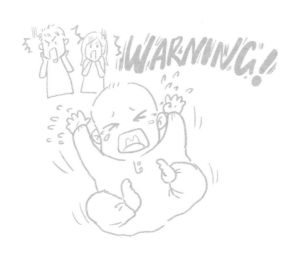

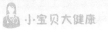

疫苗的接种

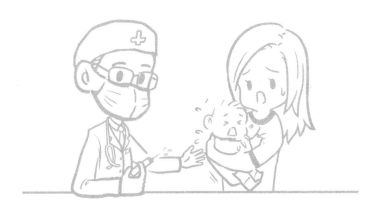

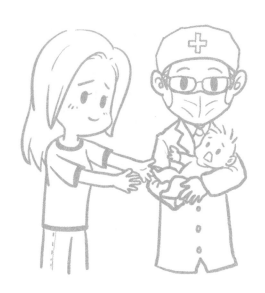

孩子接种疫苗后多久能洗澡？

接种完疫苗后，只要针眼没有出血了，只要你愿意，想洗澡随时可以洗。

注射疫苗和医院里的"打针"，本质上是一样的，都是借助注射器把东西注入人体，只不过前者注入的是疫苗，后者注入的是药物。注射疫苗后注射部位出现红肿疼痛较为多见，但并不意味着注射疫苗更容易引起接种部位的感染，因为疫苗是为了刺激机体产生抗体，因而更容易引起机体的反应。

儿童注射器的针头都很细，很多疫苗自带的注射器针头更细，这么细小的针进行一次注射，造成的伤口非常小，针拔出后针道很快就被周围组织或渗血渗液凝结封堵了，只要接种时做好了无菌操作，做好了皮肤消毒，避开了皮肤破损或感染的部位，通过注射后的针道引发细菌感染的机会微乎其微。

所以进行注射之后，用棉签按压一会，针眼止血后就不需要特别清洁或者消毒之类的护理。有急救知识的人可能

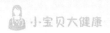

也知道，处理外伤伤口重要的一步就是用水冲洗伤口，因为水比皮肤更清洁，水也能冲走细菌，既然更大的伤口都可以冲洗，一个针眼大的"伤口"为什么不能冲水呢？

当然，因接种疫苗的时候，注射部位皮肤已经做了消毒，所以我们不需要再去专门冲洗注射造成的"针眼"伤口。

接种后多久产生免疫力？

理论上接种疫苗后 1～2 周才能产生有效的免疫力，具体视疫苗本身的特性和人体自身情况而定。因此，在预防流感等季节性的传染病时，最好在该病的流行季节前 1 个月完成预防接种。

为什么不能提前接种？

不同的疫苗接种后，产生免疫应答的规律是不一样的，因此对不同的疫苗必须按照其规律制定不同的免疫程序。这些免疫程序都是根据临床试验和多年的研究成果而制定的。有的儿童免疫功能发育还不完善，还可能受母传抗体的干扰，若提前接种疫苗，会影响免疫应答，因此接种疫苗不能提前。

哪些情况下不能接种疫苗？

宝宝在接种疫苗前，家长一定要主动与医生多沟通，以便于医生了解宝宝的身体情况。轻微的咳嗽、流涕、皮疹等和一般的用药不会影响接种。但在有明确禁忌证的时候，确实不能接种疫苗，应待患儿病好后再接种。

目前，除接种狂犬疫苗外，接种其他疫苗都有禁忌证，通常的禁忌证包括以下几点：

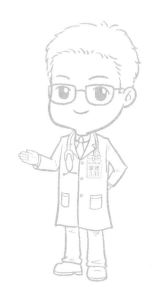

① **过敏体质**：有哮喘、荨麻疹等过敏体质的小儿发作期不宜接种。个别儿童是过敏体质，容易被家长忽视，有过敏体质的儿童接种疫苗后偶可引起过敏反应，造成不良反应的发生。小儿曾经在接种某种疫苗后出现严重疫苗过敏反应的，不宜再次接种该疫苗。

② 心脏、肝脏、肾脏疾病：严重的心脏疾病、肝脏疾病和肾脏疾病都属于疫苗接种的禁忌证，接种疫苗可能加重这些原发疾病的症状。

③ 免疫功能低下：免疫功能低下是指宝宝因先天或后天因素导致免疫系统发育得不够完善。导致免疫功能低下的情况如早产、免疫缺陷等。免疫功能低下的宝宝的特点包括经常感到疲劳、精神萎靡、易昏睡、经常感冒、伤口容易感染、肠胃功能下降、易受到传染病的侵袭等。

一般认为，儿童免疫功能低下，不仅预防接种后效果较健康人差，而且容易引起不良反应，特别是接种活疫苗时。患免疫缺陷的儿童对病原微生物缺乏抵抗力，接种疫苗可能引起持续感染或者其他严重后果，所以免疫缺陷儿童不能接种活疫苗，尽量接种灭活疫苗。例如，免疫功能低下、免疫缺陷或正在接受免疫抑制剂治疗的宝宝应严禁接种口服脊髓灰质炎减毒活疫苗。研究显示，因其患相关性小儿麻痹症的风险比正常宝宝高 3200 ~ 6800 倍，故患儿应尽可能接种更安全的脊髓灰质炎灭活疫苗，如五联疫苗。如果您的宝宝的免疫功能低下，应主动告知医生，让医生评估宝宝是否可以接种疫苗或接种哪种疫苗。

④ 神经系统疾患：有神经系统疾患的人接种某些疫苗具有一定的危险性，因此已明确患有神经系统疾患的儿童，例如患有癫痫、脑病、癔症、脑炎后遗症、抽搐或惊厥等疾病，均不宜进行疫苗接种，特别是百白破三联疫苗、乙脑和流脑疫苗，应在医生的指导下谨慎接种。

⑤ 急性疾病：如果孩子处于某种急性疾病的发病期或恢复期，或处于某种慢性疾病的急性发作期，如活动性结核病、活动性风湿症等，均应推迟疫苗的接种，以免加重病情，待孩子康复以后再接种疫苗。

6 发烧：如果家长发现孩子正在发热，特别是发热在37.5℃以上，同时伴有腋下、颈部淋巴结肿大或有其他明显症状的儿童应暂缓接种疫苗，查明病因治愈后再接种。接种疫苗可能加剧发热性疾病或错把发热性疾病的临床表现当作接种疫苗后出现的不良反应。

7 皮肤患病：接种部位患有皮炎、化脓性皮肤病、严重湿疹的小儿不宜接种，应在治愈后再行接种。

8 鸡蛋过敏：对鸡蛋过敏的宝宝不宜接种流感疫苗。

9 腹泻：如果小儿每天大便次数超过 4 次，须待腹泻恢复两周后，才可接种脊髓灰质炎疫苗。

10 最近注射过多价免疫球蛋白的小儿，4 周内不应该接种疫苗；静注丙种球蛋白后 3 个月内不接种疫苗，麻疹及水痘疫苗的接种建议推迟到 8 ~ 11个月后。

⑪ 既往接种后有严重不良反应者：如前次接种后有超敏反应、休克、脑炎、惊厥等情况，不应接种后续剂次。

⑫ 严重营养不良、严重佝偻病的小儿不宜接种：如果使用了抗生素、免疫抑制剂、丙种球蛋白、糖皮质激素等，需要征求医生意见后再接种；在宝宝空腹饥饿时不宜注射疫苗，以免发生低血糖等情况。

　　有些家长明知道孩子有接种禁忌，处于感染期，却未如实向医务人员说明情况。千万不要心存侥幸，万一宝宝出现了严重的不良发应，将追悔莫及！

怎么处理接种疫苗后的不良反应

极少数儿童接种疫苗后会出现严重不良反应，因此接种后不要立即离开接种场所，应在医院观察半小时，注意不要在留观区聚集，可在接种门诊附近人员稀少的清洁区域或自驾车上留观 30 分钟，察看宝宝有无不适，如出现高热、意识不清、恶心呕吐或抽搐等急性过敏反应，需及时寻求救治。如无特殊情况后方可离开。

在接种疫苗后的 24 小时之内，如果接种局部又红又肿，皮温比较高，那我们就要采用冷敷的方法来减少组织液的渗出，防止红肿进一步扩大。冷敷的时候，我们可以用一块凉毛巾敷在接种的局部，来降低局部的皮温，每天敷 3 次，一次 15 ~ 20 分钟。

接种 24 小时后，如果还有红肿，甚至有硬结的产生，那我们就要采用湿热敷的方法来帮助孩子消瘀散结，用孩子能够耐受的、不会烫伤孩子的湿热毛巾，放在接种的局部，上面还可以放一个小小的热水袋来维持温度，每天敷 3 次，一次 15 ~ 20 分钟。

此外，因为土豆具有散瘀消肿镇痛的作用，也可将土豆切成薄片敷于硬结上，待水分吸收后及时更换，每天

3 ～ 4 次。需要注意的是，接种卡介苗出现的局部红肿，不能热敷。

如果孩子出现了严重反应，如高热、抽搐、过敏、惊厥等，那么应及时联系接种中心跟保健医生进行沟通，并立即到医院就诊。

为什么出生后要及时接种卡介苗和乙肝疫苗？

我国大多数乙肝病毒表面抗原携带者来源于母婴垂直传播及儿童早期的感染，因为新生儿对乙肝病毒无免疫力，而且免疫功能尚不健全，一旦感染了乙肝病毒，则易成为乙肝病毒表面抗原携带者。小于 1 岁的婴儿感染乙肝病毒后，将有 90% 以上的人会变成慢性乙肝病毒表面抗原携带者。由此可见，新生儿预防乙肝尤为重要。所有的新生儿都应当在出生后 24 小时内尽早接种第 1 剂乙肝疫苗，并按照 0、1、6 月龄的免疫程序，完成 3 剂乙肝疫苗的接种。

接种卡介苗后能使机体对结核杆菌产生特异性的免疫力，可阻止结核杆菌在人体内的繁殖和播散，因此它对预防结核性脑膜炎和粟粒性结核有较好的作用。世界卫生组织建议，在结核病高、中等流行地区，新生儿应尽早接种卡介苗。我国的免疫程序是新生儿出生时接种第 1 剂卡介苗。

怎样用药更安全？

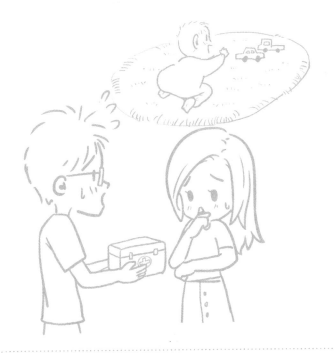

锦囊　家里需要常备的外用药物：聚维酮碘、生理盐水；常备医用器材：体温计、药棉、纱布、绷带、胶布等。

因为用药不当，我国每年约有 30000 名儿童，陷入无声的世界。造成肝肾功能、神经系统等损伤的，难以计数，所以，了解一些儿童用药的常见误区非常有必要。

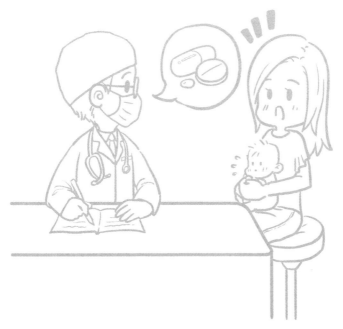

◎ 抗生素误区

抗生素对所有炎症都有效果。

并不是，抗生素只对细菌等引发的炎症有消炎作用，对病毒、真菌、过敏、跌打损伤等引发的炎症没有消炎作用。

感冒发热要用抗生素好得快一些。

并不是，感冒发热没有必要使用抗生素，因为感冒发热是由病毒感染引起的，抗生素对病毒无效。

抗生素这么可怕，那少用一点。

并不是，抗生素虽然不能滥用，但真正要用到抗生素时，一定要足剂量、规范使用，如果只是短期抑制了细菌生长，但并没有把细菌完全杀死，细菌一旦复活，再用抗生素就没有作用了。

◎用药剂量误区

成人服用安全的药物，孩子服用应该问题也不大。

并不是，对于非处方药，有些成人药物，成人服用也许十分安全，但并不能用于儿童。

有些药品说明书上会标注：小儿用药减半，所以给孩子吃时，给一半就好。

并不是，儿童要吃儿童药，孩子的肾脏功能还在发育中，所以不要把同样成分的成人药减半给孩子服用。

所有的药物剂量都是根据月龄和年龄来计算给药的。

并不是，有些药物是需要根据孩子的体重计算给药的，家长需要精确称重后再计算用药剂量，比如退热药。

药物对孩子会产生副作用，所以可以给孩子减少剂量服用。

并不是，药量减少，虽然副作用也变小，但可能就没有疗效了，相当于白吃了药。

同时服用两种退热药效果更好。

并不是，中国儿童发热指南不建议交替或是联合使用退热药，推荐只选用一种，虽然交替使用两种退热药，可以加速退热，但非常容易引发消化道不良反应、虚脱等情况的发生，所以千万不要这么做。

◎ 药盒误区

药盒上标明不良反应"尚不明确"的药品更安全。

并不是，药盒上标明的不良反应主要是用于解释这种药有什么副作用，一般来说，列出的不良反应越详细，证明这种药已经做过充分的药理和临床验证，所以更安全，反而没有标注或是标注为"尚不明确"的药，要谨慎使用。

说明书上标注"哺乳期妇女用药安全性不明确或慎用"，说明可以谨慎使用。

并不是，很多药品关于哺乳期能不能用药可能缺乏实验数据支撑，所以不能单纯参考药盒上的说明来判断到底能不能服用此类药物。

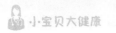
吃喝拉撒睡，手忙脚乱中掌握带娃技能

宝宝从出生到长大，成长的不仅仅是宝宝，还有宝宝的爸爸、妈妈、爷爷、奶奶、姥姥、姥爷……

在宝宝的成长路上，我们不断面临挑战……

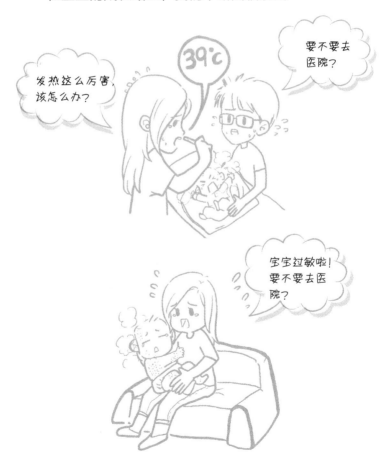

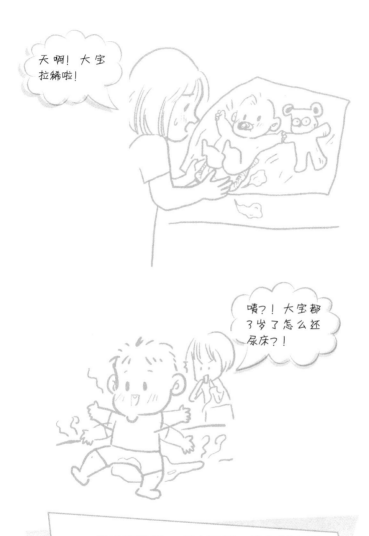

带娃真的是一项大工程，我们都在学习中进步，看着宝宝慢慢健康长大！

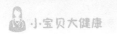

培养带娃技能，从对付感冒开始吧！

宝宝的普通感冒大多属于病毒感染，不吃"抗生素""感冒药"也能自己好，即使吃了药，也不能让感冒好得更快，反而要宝宝承受不必要的药物不良反应。

但是还是有很多新手爸妈会担心，自己没有办法判断宝宝是不是得了普通感冒。

他们会有这些疑惑："孩子免疫力比大人差，治疗不及时，变成肺炎怎么办？"

"小宝宝呼吸系统没有发育完善，碰上了超强病毒怎么办？"

宝宝发热了该不该去医院？

宝宝发热了家长一定要冷静，不能草木皆兵，也不能过于轻视，一定要注意观察宝宝都有哪些症状表现，进而判断需不需要去医院！

那在什么情况下需要及时就医？

3 个月以内的宝宝，一旦发热，建议带孩子及时就医，千万不要自行给孩子用药！

　　大于 3 个月的宝宝发热，家长应该先在家中简要护理，不要急着去医院。如果宝宝精神状态尚好，可以对症退热。如果孩子精神状态萎靡不振、喂养困难，或者持续发热 3 天以上仍没有好转，应该立即就医！

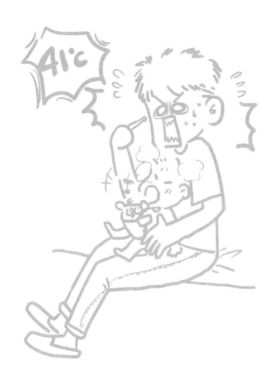

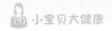

◎出现呼吸凹陷

当宝宝吸气时，出现"三凹征"，说明宝宝这个时候产生了吸气性呼吸困难，出现这种情况的时候，一定要立即就医！

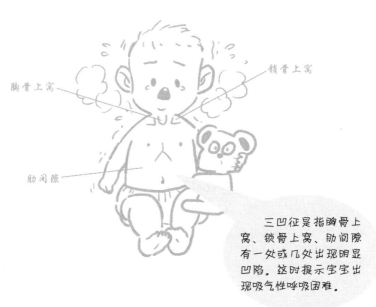

胸骨上窝

锁骨上窝

肋间隙

三凹征是指胸骨上窝、锁骨上窝、肋间隙有一处或几处出现明显凹陷。这时提示宝宝出现吸气性呼吸困难。

◎呼吸频率

在安静情况下，如在宝宝入睡时，1岁以内的宝宝呼吸频率 >50 次 /min，1 ~ 5 岁的宝宝呼吸频率 >40 次 /min，就说明呼吸偏快，需要引起重视了；如果呼吸频率 >60 次 /min，这已经是很危险的呼吸急促了，必须立即就医！

宝宝发热，这么护理对吗？

当宝宝发热时，爸妈如果能选择正确的家庭护理方法，虽然不能缩短病程，却能让宝宝舒服一些。

◎捂汗有助于退热？

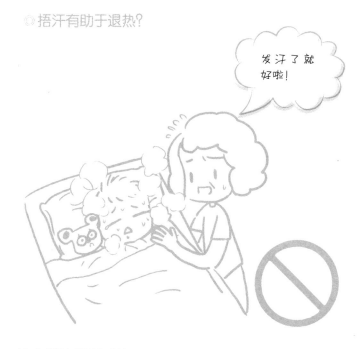

这个做法是不对的。

发热时进行捂汗，这种现象在我国特别常见，尤其是老一辈的人更会选择这么做。

家中宝宝一发热，很多家长就会给宝宝穿得里三层外三层，或是干脆盖上大棉被，等着宝宝出汗。

但这种做法实际上很危险！

把宝宝捂得严严实实的，导致宝宝无法挣脱"致命的束缚"，最终甚至可能因为高温加上脱水而死亡。

◎ 酒精擦浴？

一来，酒精擦拭的退热效果并不显著，且持续时间短。

二来，也是更重要的：宝宝皮肤娇嫩，皮下毛细血管比较丰富，体表面积相对又比较大，酒精擦浴会像"给宝宝喝酒"一样，带来酒精中毒的隐患。

◎ 温水擦浴？

这也是爸妈们经常选择的一种退热方式。

但擦浴之后，常常是体表的温度暂时降低了，一量体温，才知道发热并没有消退。

很多发热的宝宝通常昏昏沉沉想睡觉，这个时候被擦来擦去会很不开心，反而容易哭闹，还可能引起宝宝寒战。

婴幼儿发热时，我们并不推荐温水擦浴这种物理降温的方式。如果宝宝不排斥擦浴，且这种方式确实能让宝宝觉得舒服，可以作为辅助手段试试看。总而言之，宝宝发热时，改善宝宝的舒适度是最重要的治疗和护理目的。

正确的护理方法：

以下 3 种物理降温方式最容易让宝宝感到舒适。

● **开空调**

冬天的时候，可以打开空调，适当地提高室内温度，将室温维持在 24℃～ 26℃，让宝宝不用穿着臃肿的衣服，也不用盖得太厚。

● **少穿衣服**

要想让宝宝更舒服，就要帮宝宝把体内的热量散发出去。冬天温度低一些，所以可以适当给宝宝少穿点衣服，让宝宝的热量更快地散发出来。

● **被子要薄**

宝宝新陈代谢旺盛，容易出汗。被子太厚，身体的热量散不出去，体温会更难降下来。

宝宝的感冒症状除了发热，还有咳嗽

咳嗽本身不是一种病，是一种人体对抗病原体的防御反射，有助于病原体从体内清除，因此，轻度、偶发的咳嗽对人体有保护作用。盲目止咳反而可能让孩子失去这个自我保护机制。

那么，如何在家应对宝宝的咳嗽呢？

如果宝宝能咳出痰的话，要鼓励孩子咳嗽。另外，要注意保持室内空气清新、湿润，天气好时，应多开门窗通风。如果空气干燥，可以开加湿器增加室内湿度。可以给宝宝适当增加饮水，补充水分也有助于维持宝宝的气道湿润，稀释分泌物，有利于咳嗽时气道分泌物的排出。

此外，世界卫生组织（WHO）和美国儿科学会（AAP）均建议，大于1岁的宝宝还可以用蜂蜜来缓解咳嗽症状。

感冒的传染和预防

大人感冒，一定要与宝宝隔离哦。

感冒主要是以感染者咳嗽、打喷嚏，甚至是说话时的飞沫为媒介在人群间传播，尤其是在人群密集的环境中，更容易发生传染。

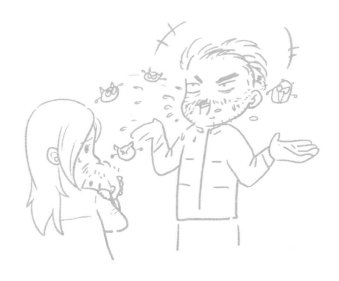

越来越多的证据显示，微量病毒甚至可留存在桌面、手机或其他平面上，再通过手指与眼、鼻、口的接触来传播。因此，尽量不要出现下图中的身体接触或亲密接触。

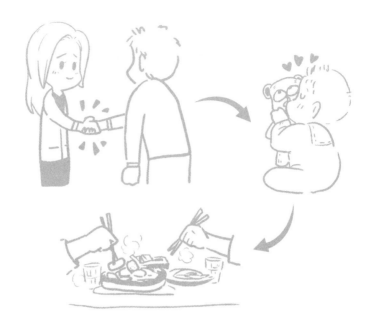

基于这些传染方式，对于孩子来说，室内封闭的空间，空气不流通，更容易被传染。

所以如果家里有人感冒，为了避免传染给宝宝，还是应该尽量让患病的大人戴上口罩和勤洗手，多开窗通风，促进室内空气流动才好！

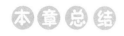

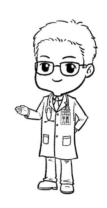

　　带娃辛苦，宝妈千万不能掉以轻心，疫苗接种很关键，很多禁忌要记牢，我们为宝妈总结了疫苗接种的禁忌。

疫苗接种禁忌：

　　1. 过敏体质：有哮喘、荨麻疹等过敏体质的小儿发作期不宜接种。

　　2. 心脏、肝脏、肾脏疾病：严重的心脏疾病、肝脏疾病和肾脏疾病都属于疫苗的接种禁忌证，接种疫苗可能加重这些原发疾病的症状。

　　3. 免疫功能低下：免疫功能低下是指宝宝因先天或后天因素导致免疫系统发育得不够完善，而导致免疫功能低下的疾病或状况如早产、免疫缺陷等。

　　4. 神经系统疾患：有神经系统疾患的人接种某些疫苗具有一定的危险性，因此已明确患有神经系统疾患的儿童，例如患有癫痫、脑病、瘾症、脑炎后遗症、抽搐或惊厥等疾病，均不宜进行疫苗接种，特别是百白破三联疫苗、乙脑和流脑疫苗，应在医生的指导下谨慎接种。

5. **急性疾病：** 如果孩子处于某种急性疾病的发病期或恢复期，或处于某种慢性疾病的急性发作期，如活动性结核病、活动性风湿症等，均应推迟疫苗的接种，以免加重病情，待孩子康复以后再接种疫苗。

6. **发热：** 如果家长发现孩子正在发热，特别是发热在37.5℃以上同时伴有腋下、颈部淋巴结肿大或其他明显症状的儿童不宜接种。

7. **皮肤患病：** 接种部位患有皮炎、化脓性皮肤病、严重湿疹的小儿不宜接种，应在治愈后再行接种。

8. **鸡蛋过敏：** 对鸡蛋过敏的宝宝不宜接种流感疫苗。

9. **腹泻：** 如果小儿每天大便次数超过 4 次，须待恢复两周后，才可接种脊髓灰质炎疫苗。

10. 最近注射过多价免疫球蛋白的小儿，4 周内不应该接种疫苗；静注丙种球蛋白后 3 个月内不接种疫苗，麻疹及水痘疫苗的接种建议推迟到 8~11 个月后。

11. **既往接种后有严重不良反应者：** 如前次接种后有超敏反应、休克、脑炎、惊厥等情况，不应接种后续剂次。

12. **严重营养不良、严重佝偻病的小儿不宜接种：** 如果使用了抗生素、免疫抑制剂、丙种球蛋白、糖皮质激素等，需要征求医生意见后再接种；在宝宝空腹饥饿时不宜注射疫苗，以免发生低血糖等情况。

第 2 章

妈妈，我痒！

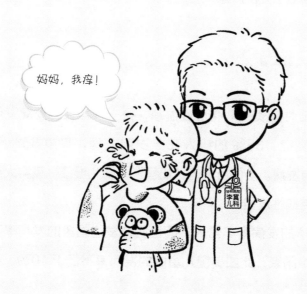

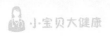

宝宝湿疹总反复

湿疹是小儿常见的一种皮肤病，我们先来认识一下小儿湿疹。

湿疹主要表现为皮肤表面长出很多红斑或者小丘疹，有明显液体渗出，如果用手挠抓，会使皮肤表面溃烂，皮肤溃烂处会流出黄色液体而结痂。

湿疹常发于头部和面部，比如额部、双颊、头顶部等，也有可能蔓延全身。得了湿疹的孩子会感到患处刺痒，因而会焦躁不安、哭闹不止，影响到孩子的睡眠。如果护理不当，极有可能使患处皮肤感染化脓，形成脓疱疹。

湿疹从哪里来？

特应性皮炎又叫特应性湿疹，是一种慢性的反复发作的皮肤炎症。85% 的病人在 5 岁前发病，其中 65% 于 1 岁以内发病。坊间所说的"奶癣""婴儿湿疹"其实大部分都是特应性皮炎。

湿疹的发病率非常高，而且西方发达国家的发病率高于发展中国家，比如美国儿童中的发病率不低于 10%，我国 1 ~ 7 岁学龄前儿童的发病率为 2.78%，而且呈现出逐年升高的趋势。

　　因为很多家长常常把湿疹和痱子混起来，所以笔者在这里列一张表，从症状、出疹部位、护理方法等方面，帮助各位家长区分，打开本书，就能够快速查看：

	湿疹	痱子
症状	·不是单个的小颗粒，而是一片一片，成片的疹子； ·疹子上没有白色的脓点； ·变厚、变干、有银屑，很多细小脱皮； ·皮肤痒、干燥	·界限清晰的小粒状红色小疙瘩，透明小水疱，针尖样小红点； ·严重的还有白色脓点
出疹部位	口周、脸颊、头皮、四肢	都可能
病程	病程较长，反复发作	离开高温潮湿的环境后，就会自愈
护理方法	·使用高保湿的润肤霜，保持皮肤湿润； ·注意清洁	·保持皮肤干燥； ·减少衣物，穿轻薄透气的衣物； ·离开高温环境； ·及时将汗液擦干

得了湿疹怎么办？

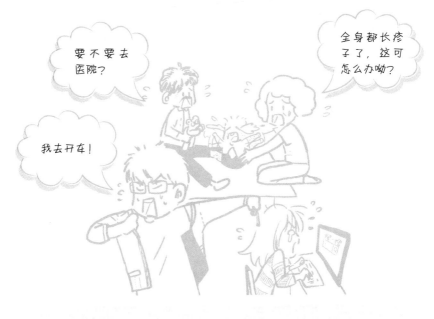

Tips: 家长们注意啦！

家里孩子得了湿疹其实并不可怕，可怕的是不能掌握科学的治疗手段，这涉及家里的每个成员，首要对策就是孩子得病全家来"治"，每一位家属都要充分了解孩子的病情及需要注意的事项，尽量减少病情反复发作。

所以孩子得了湿疹，家长们一定不要着急，在没有乱进行治疗的情况下，都会逐渐好转的。

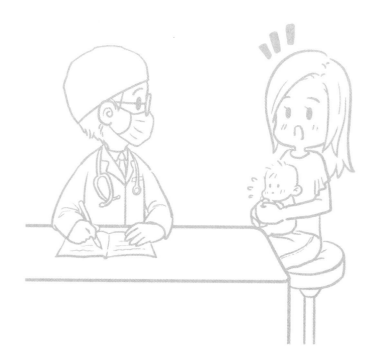

几个科学的护理湿疹宝宝的方法，供你参考：

◎保湿

（1）如果宝宝只是皮肤有几个小疹子，有点发红，不是很严重，做好基础保湿护肤就好了。

（2）尽量选择乳膏或者霜，不要选择乳液。

（3）在比较严重的部位，建议增加使用次数和量。

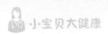

◎ 洗澡

（1）洗澡对于湿疹宝宝是很重要的，因为洗澡可以帮助清除脱落的皮屑、灰尘、刺激物。

（2）每天洗澡 1 次比较合适，洗澡水不要太热，因为洗澡水太热了会导致宝宝皮肤变痒，建议用温水洗澡，水温不要超过 37℃。

（3）使用温和不刺激的弱酸性沐浴露。

（4）不要过度搓揉宝宝，洗澡擦干后，全身涂抹温和的润肤霜。

◎ 饮食

（1）目前没有研究表明，食物可以直接引起湿疹，所以如果怀疑食物与皮疹有关，需要咨询专业的医生，请他们帮忙判断。

（2）母乳喂养对湿疹宝宝是具有保护作用的，所以不要因为湿疹而暂停母乳喂养。

◎ 穿衣

（1）不要给湿疹宝宝穿过多的衣服。

（2）衣物，特别是贴身衣物最好选择纯棉的。

（3）选择低敏、无香的洗衣液，衣服上残留的洗涤剂或柔顺剂也可能刺激宝宝的皮肤，所以湿疹宝宝的衣服要多漂洗一次。

（4）推荐"洋葱穿衣法"：最好是能够穿薄薄的透气的衣物，如果冷的话，多穿几层，而不要穿一件特别厚实的衣服，因为当气温变化的时候，可以自由调节，脱去一层或者两层，或者增加一层来调整适应温度的变化。如果宝宝要活动，要爬要走，也应该调整衣服，避免过热。如果孩子送去托儿所或者幼儿园，可以告诉老师，让老师来帮助孩子调整衣服厚度。

◎ 用药

（1）轻度湿疹的宝宝：以保湿护肤为主。

（2）中、重度湿疹的宝宝：保湿护肤＋弱效激素药膏护理。推荐的药物有：0.1% 地塞米松软膏、1% 氢化可的松乳膏、0.05% 地奈德乳膏。

最后我想告诉你的是，60% 的湿疹发生在 1 岁以前，大约 50% 患有湿疹的小朋友在 2 岁后就完全好了，而85% 的小朋友在 5 岁后不再被湿疹困扰。

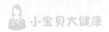

宝宝得了湿疹，要查食物过敏原吗，要忌
口吗？

目前认为，食物过敏只是让本来就是湿疹患者的人，湿疹变严重、变痒，而不是食物过敏导致了湿疹。虽然30% ~ 80% 的有湿疹的孩子，同时也对某些食物敏感，但是对于 6 个月以上添加了辅食的小宝宝和哺乳期的妈妈，并不需要查食物过敏原，也不需要忌口。

而且，湿疹通常也不是食物过敏的症状。食物过敏的皮肤症状可能为荨麻疹、血管性水肿，以及水泡性皮疹。食物过敏通常会在吃了某种食物后立即，或者在 2 ~ 6 小时内出现荨麻疹样反应。

婴幼儿中食物致敏的发生率高达 30% ~ 60%，但确定的食物过敏的实际发生率却低得多。比如牛奶蛋白过敏，实际的过敏率只有 2% ~ 7.5%。

既然食物过敏不会导致湿疹，那如果宝宝得了湿疹，是不是不需要忌口了呢？

根据食物过敏的治疗指南，只有确诊食物过敏的孩子，才需要回避这个导致他过敏的食物，但需要在医生的指导下进行，因为医生可能还会对皮肤进行一些治疗。如果没有确诊宝宝是食物过敏，不推荐湿疹宝宝避免容易过敏的食物，自然也就不用忌口。如果怀疑食物与皮疹有关，也需要咨询专业的医生，请他们帮忙判断。

 没有任何一种药物可以根治湿疹，湿疹经过科学规范的护理可以得到缓解，而且随着宝宝年龄的增长会自愈。

保湿、保湿、保湿，重要的事情说三遍

宝宝得了湿疹，最重要的是什么？

多洗澡？少洗澡？

还是……

其实，最重要的是——保湿！

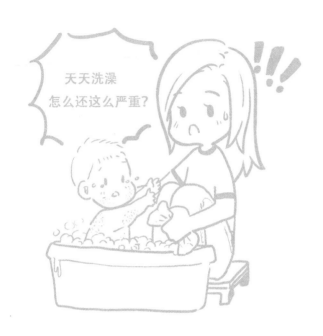

天天洗澡
怎么还这么严重?

湿疹虽然叫"湿"疹，但当孩子患上湿疹后，最重要的可是保湿哦！（建议给宝宝大量涂抹婴儿乳，类似于"一瓶普通规格的婴儿乳可能一个星期就用完了"这样一个程度的保湿。）

家长们需要认真做好宝宝的皮肤护理，重建皮肤屏障。

洗澡不要太频繁，每天 1 次或隔天 1 次的洗澡有助于清除或减少表皮污垢和微生物。

除了做好保湿，还要避免皮肤过热。比如洗澡水的温度要适宜，不要太烫，水温以 32℃ ~ 40℃ 为宜，每次 10

分钟左右。

　　推荐使用低敏无刺激的洁肤用品，如果湿疹严重也可以仅用清水清洗，减少洁肤用品过度摩擦清洁皮肤。保湿有助于恢复皮肤屏障功能，所以，洗完澡后要及时擦干皮肤，并马上涂抹保湿剂、润肤剂。

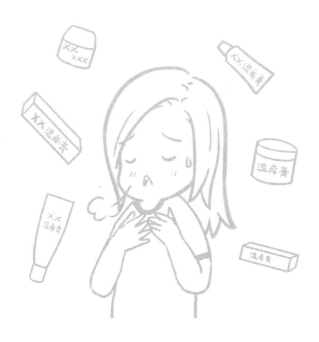

　　号称天然的湿疹药膏可以给宝宝用吗？怎么给宝宝选择保湿护肤的产品？

　　号称天然的湿疹药膏，很多都是打着专治湿疹的旗号，

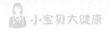

其实成分不明，有的甚至添加有强效激素，而且激素量不明确，所以建议家长谨慎，最好不要使用。

当宝宝有湿疹的时候，应该选择正规品牌的保湿霜和弱效激素。

接下来，我重点讲一下保湿霜要怎么选：

◎闻气味

不要选择有刺激性气味或是浓郁香味的保湿霜，因为这样对宝宝的皮肤会有一定的刺激作用。

◎看成分

√ 选择有明确注明适用于敏感肌肤的保湿霜，这样的保湿霜所含有的成分比较适合湿疹宝宝。

√ 选择含有较少防腐剂、添加剂的保湿霜。

√ 避免含潜在致敏原成分的保湿剂，比如牛奶、橄榄、燕麦、大豆精油等。

√ 尽量不要选择含有中草药成分的产品，不要选择宣传为"纯天然""纯植物"的产品，因为很多具有奇效的纯天然药膏，可能偷偷加了激素。

常用保湿剂有乳液、霜和油剂，保湿效果为乳液小于霜小于油剂。

对于比较严重的湿疹，建议用油性的，比如凡士林，但需要在使用激素药膏后使用。

保湿霜的用法

∨　如果担心保湿霜涂抹后宝宝不适应，可以先小范围试用一下，没有问题再使用。

∨　保湿霜要足量，尤其严重的湿疹，更需要大量涂抹，涂抹得厚一些，不要担心黏稠，因为湿疹宝宝皮肤是干燥的，一会就能吸收。

∨　建议每天使用 3～5 次，而且要全脸全身涂抹，而不仅仅是长湿疹的部位。湿疹严重的部位，应该增加次数和使用量，直到孩子的湿疹完全好了。

∨　按照美国湿疹协会的用法推荐，你可以把保湿霜倒到手掌里，双手互相搓几下，将其弄软之后在皮肤湿疹处，从上到下的涂抹保湿霜，不要上上下下的来回揉，也不要画圈揉，以免刺激皮肤。

湿疹完全好了，建议继续使用保湿霜，如果觉得霜黏稠，也可以改成乳液，保证每天一次。

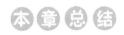

本章总结

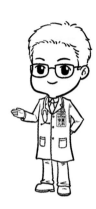

孩子湿疹不要慌，湿疹是小儿常见的一种皮肤病，我们先来认识一下小儿湿疹。

湿疹主要表现为皮肤表面长出很多红斑或者小丘疹，有明显液体渗出，如果用手挠抓，会使皮肤表面溃烂，皮肤溃烂处会流出黄色液体而结痂。

湿疹常发于头部和面部，比如额部、双颊、头顶部等，也有可能蔓延全身。得了湿疹的孩子会感到患处刺痒，因而会焦躁不安、哭闹不止，影响到孩子的睡眠。如果护理不当，极有可能使患处皮肤感染化脓，形成脓疱疹！

几个科学护理湿疹宝宝的方法，供你参考：

◎保湿、保湿、保湿，重要的事情说三遍

（1）如果宝宝只是皮肤有几个小疹子，有点发红，不是很严重，做好基础保湿护肤就好了。

（2）尽量选择乳膏或者霜，不要选择乳液。

（3）在比较严重的部位，建议增加使用次数和量。

◎洗澡

（1）洗澡对于湿疹宝宝是很重要的，因为洗澡可以帮助清除脱落的皮屑、灰尘、刺激物。

（2）每天洗澡 1 次比较合适，洗澡水不要太热，因为洗澡水太热了会导致宝宝皮肤变痒，建议用温水洗澡，水温不要超过 37℃。

（3）使用温和不刺激的弱酸性沐浴露。

（4）不要过度搓揉宝宝，洗澡擦干后，全身涂抹温和的润肤霜。

◎饮食

（1）目前没有研究表明，食物可以直接引起湿疹，所以如果怀疑食物与皮疹有关，需要咨询专业的医生，请他们帮忙判断。

（2）母乳喂养对湿疹宝宝是具有保护作用的，所以不要因为湿疹而暂停母乳喂养。

◎穿衣

（1）不要给湿疹宝宝穿过多的衣服。

（2）衣物，特别是贴身衣物最好选择纯棉的。

（3）选择低敏、无香的洗衣液，衣服上残留的洗涤剂或柔顺剂也可能刺激宝宝的皮肤，所以湿疹宝宝的衣服要

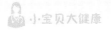
多漂洗一次。

（4）推荐"洋葱穿衣法"：最好是能够穿薄薄的透气的衣物，如果冷的话，多穿几层，而不要穿一件特别厚实的衣服，因为当气温变化的时候，可以自由调节，脱去一层或者两层，或者增加一层来调整适应温度的变化。如果宝宝要活动，要爬要走，也应该调整衣服，避免过热。如果孩子送去托儿所或者幼儿园，可以告诉老师，让老师来帮助孩子调整衣服厚度。

◎用药

（1）轻度湿疹的宝宝：以保湿护肤为主。

（2）中、重度湿疹的宝宝：保湿护肤＋弱效激素药膏护理。推荐的药物有：0.1% 地塞米松软膏、1% 氢化可的松乳膏、0.05% 地奈德乳膏。

第3章

宝宝的"臭臭"有学问

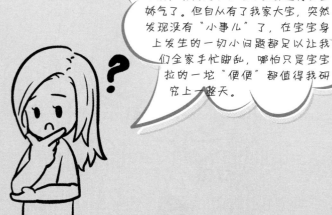

我自问是个合格的"女汉子",在自己身上哪有什么大事？平时有点儿小毛病，要是忍不住吃了药都显得自己娇气了。但自从有了我家大宝，突然发现没有"小事儿"了，在宝宝身上发生的一切小问题都足以让我们全家手忙脚乱，哪怕只是宝宝拉的一坨"便便"都值得我研究上一整天。

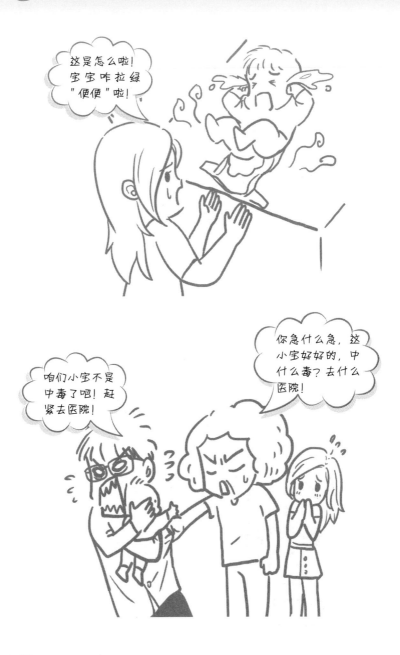

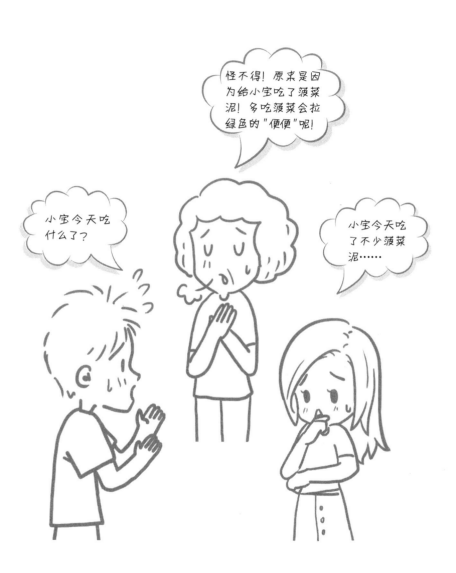

读懂宝宝的"便便"

很多年轻妈妈关注的只是宝宝到底是"拉稀"还是"拉不出来",其实宝宝的"便便"学问多着呢!

宝宝从出生到逐渐长大,变化的可不只是样貌哦,还有宝宝的大便!

2 ~ 3 天的新生宝宝:排清胎粪

胎粪有以下特征:

- 多为深墨绿色或黑色
- 没有气味
- 质地黏稠

0 ~ 4 个月的宝宝:这么大的宝宝"拉稀",不一定是腹泻哦!

喝母乳和喝奶粉的宝宝拉的便便可不一样呢!

母乳

- 便便次数较多,每天可达 6 ~ 10 次
- 无臭味
- 多为黄色、金黄色
- 糊状或水样

人工喂养

● 每天拉 2 ～ 4 次（只要宝宝状态健康，1 ～ 3 天拉
  1 次也是没关系的）

● 多为黄色或绿色

● 较黏稠

5 个月以上的宝宝：添加辅食后的宝宝，便便也开始
变得复杂……

Tips：**家长们注意啦**！

　　宝宝出生后第一天就会排胎粪，并会在三天内
排净。如果出生前几天都不排胎粪，那就要警惕肠道
梗阻或者畸形等问题啦！

　　要判断 0 ～ 4 个月的宝宝是否为腹泻，一定要注
意观察宝宝大便的形态和次数和平时是否有异。如果宝
宝平时每天只拉 2 ～ 3 次，突然有一天拉了 7 ～ 8 次，
而且便便很稀或者其中带有黏液、血液等，这就有可
能是腹泻了。

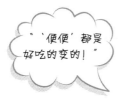

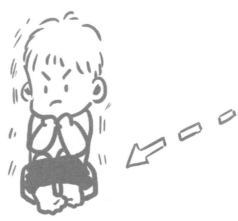

这两种情况属于便秘。

花生豆形：大便是一个个的小硬球，通常排便比较困难。

葡萄串形：整条的大便，表面较干燥，有颗粒状凸起，较干硬。

玉米棒形：整条大便，表面较干有细小裂纹，虽然偏干一些，但是如果排便比较顺畅，也还算是正常的大便。

这些都算是正常的大便。

小香肠形：条状的大便，光滑、柔软、湿润，属于比较理想的大便。

炸鸡块形：不规则形，有边角的块状大便，质地松软，也是比较正常的大便。

芝麻酱形：大便不成形，呈比较黏稠的糊状，可见于添加辅食之前的婴幼儿。

鸡蛋汤样：基本无固体成分或含有整块的未消化食物。

"糊状便" "稀便" 或是 "水样便"，都是属于腹泻的大便。

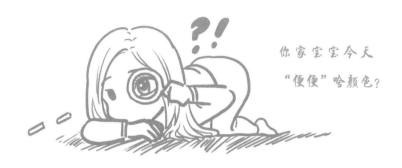

你家宝宝今天
"便便"啥颜色？

黑色大便：多为"柏油便"，一般上消化道出血量达到 50～75ml 时，粪便可变为黑色、质软、富有光泽的样子，带有黏质感（如有拖拽尾）。

灰、白色大便：也叫白陶土样大便，可能是胆道闭锁或胆汁淤积所致，多呈灰白色，块状质感较强。

红色大便：如果是大便表面上沾有鲜血或血丝，很有可能是宝宝有肛裂的情况；如果是大便中混有血液，可能是下消化道出血。

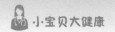

Tips：家长们注意啦！

在给宝宝添加辅食后，"便便"会发生很大的变化！宝宝开始吃固体食物了，"便便"就也会开始转变成固体状，多为条状，并会有一定的软硬度。

宝宝"便便"的颜色往往会随着所吃辅食的不同而发生变化。比如宝宝吃多了绿叶菜后"便便"很可能是绿色；吃了胡萝卜泥后"便便"就可能是红色；等等，家长们要注意区分。

这时候宝宝的排便次数也会有所改变，一般为1～2天一次。

新生宝宝也会便秘哦!

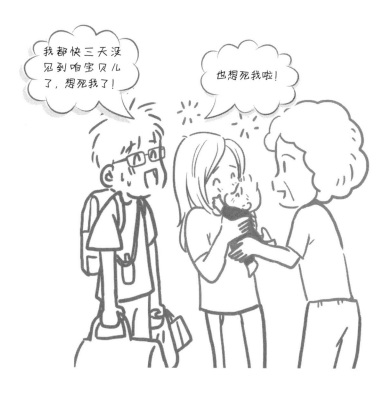

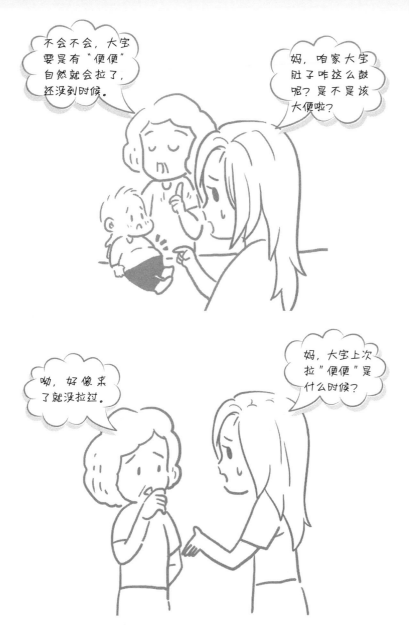

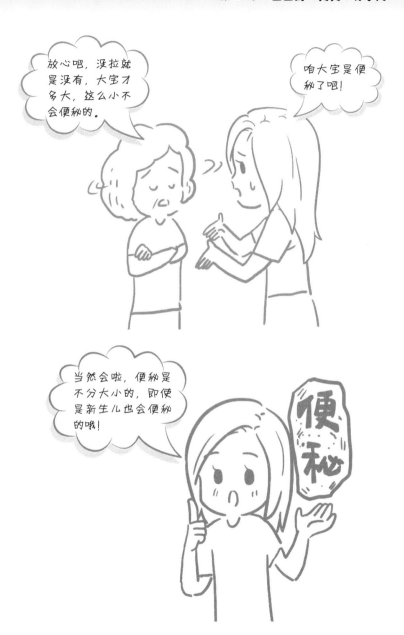

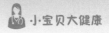

宝宝便秘的症状

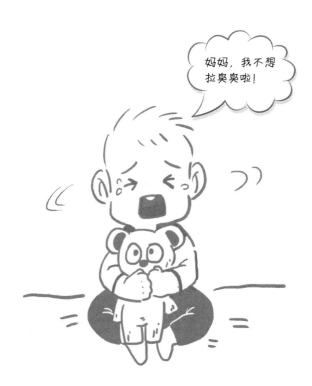

宝宝为啥不想拉臭臭?

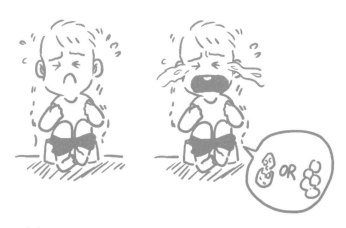

粪便干燥、坚硬,导致排便困难,可伴排便时疼痛。

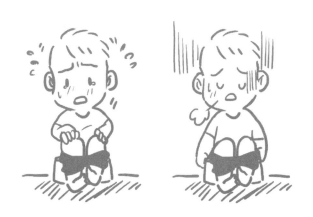

排便时间间隔较久(大于 2 天),或虽有便意却不能排净甚至排不出来。

宝宝为什么会便秘?

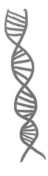  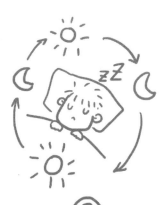

① 患有某些器质性疾病，如先天性巨结肠、肛门狭窄、呆小病等，也会出现便秘。

② 生活没有规律，没有形成定时排便的习惯。

③ 运动量小，肠蠕动慢。

宝宝便秘，妈妈应该怎么做？

◎ 缓解宝宝便秘的方法

　　宝宝便秘的时候家长可以通过给孩子做腹部按摩来增加肠胃的蠕动，帮助孩子缓解便秘的症状。

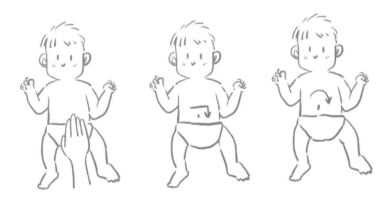

正确的方法是以肚脐为中心，顺时针方向按摩 3～5 分钟。

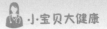

◎ 预防宝宝便秘的方法

● 首先要保证宝宝的饮食规律、膳食平衡。

让宝宝尽量补充粗粮和粗纤维食物，如：小米、玉米、各种豆类、芹菜、韭菜、苹果等。

● 多给宝宝补充水分。

妈妈们可以通过观察宝宝尿液来判断宝宝是否缺水：尿量少、泛黄就是水分补充不够，应多给宝宝补充水分。要让宝宝养成定时排便的习惯，告诉宝宝想拉"便便"时不要憋着，要及时排便，避免"憋便"导致的恶性循环。

宝宝腹泻护理

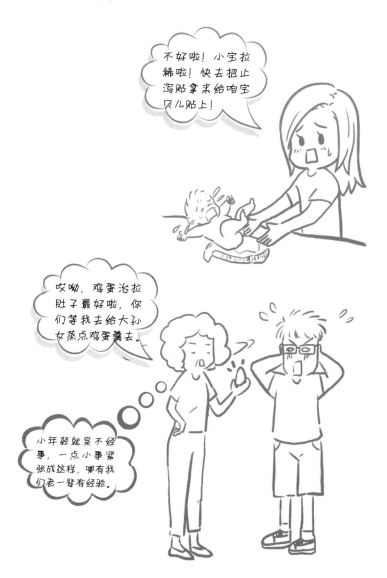

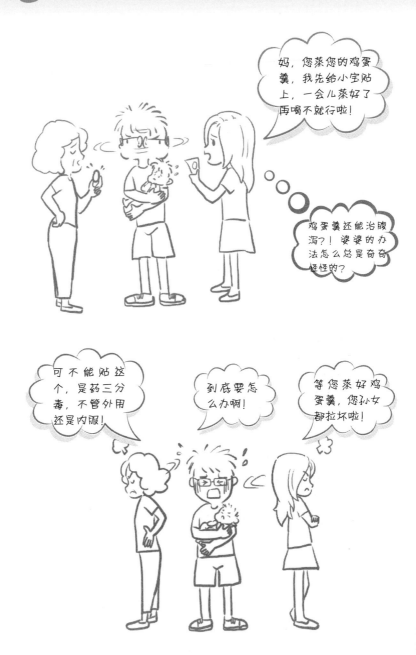

　　为了宝宝的健康成长，妈妈们真是操碎了心，丝毫不敢疏忽。就拿宝宝的"便便"来说，拉不出来急死人，拉稀了更是了不得。别看"便便"对于宝宝来说没什么用，但对于我们家长来说可就太重要了。宝宝的"便便"其实就是预示宝宝消化道是否健康的晴雨表，我们做家长的，一定要注意观察宝宝"便便"的状态和排便规律，这样才能尽早发现问题，及时解决，保障宝宝健康。这刚解决了宝宝的便秘问题，现在就要来应付宝宝腹泻了，依据当然还是宝宝的"便便"啦！

　　说到宝宝腹泻，与前面了解到的宝宝便秘问题相比会更加复杂一些，它和病毒、细菌以及饮食等方面都有很大关系。

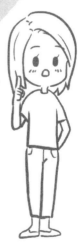

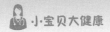
从宝宝腹泻时的大便看健康

◎ 水样便

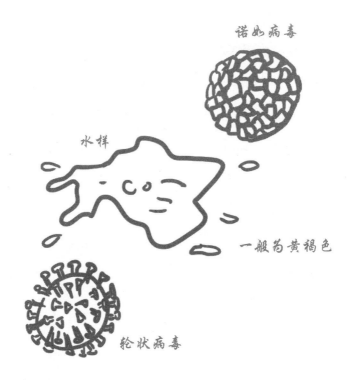

诺如病毒

水样

一般为黄褐色

轮状病毒

出现这种大便主要是因为轮状病毒和诺如病毒的感染导致的。

Tips：**家长们注意啦**！

　　轮状病毒和诺如病毒感染有明显的季节性，集中在每年 10 月至次年的 2 月传播感染。病毒的感染途径主要为粪口传播，可通过被污染的玩具、衣物、用具等感染，简直是防不胜防啊！

　　那么宝宝拉水样便，怎么确定是不是被病毒感染了呢？

第一步：取样

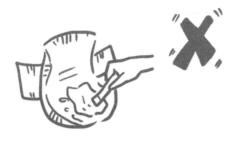

直接从纸尿裤上刮取宝宝便便

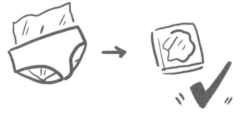

在纸尿裤内侧预先放置一层保鲜膜，宝宝排便后直接用保鲜膜包好

第二步：送检（注意时间控制在 1 小时以内）

Tips：家长们注意啦！

当家长们再看到宝宝排水样便时，应该及时将宝宝的大便送到医院，做出明确的判断，确定宝宝到底是不是由于感染病毒而导致的腹泻，这样就可以做出有针对性的有效处理。

◎ 稀便带血点

稀便带血点特征如下：
稀便，不成形，
带有血点。

宝宝拉带血点稀便要根据宝宝状态以及稀便
中血量多少来判断宝宝的情况。

- 食欲好
- 睡眠佳
- 不发热

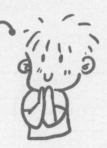

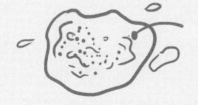

少量血
或
血丝

定性：多为食物过敏。

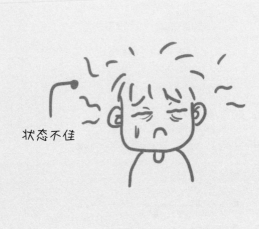

状态不佳

血量较多

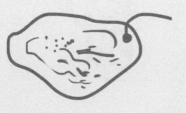

定性：考虑其他疾病，如出血坏死
性小肠结肠炎等。

腹泻宝宝食物过敏的根源

0 ～ 4 个月宝宝：分为人工喂养过敏和母乳喂养过敏两种情况

人工喂养的宝宝食物过敏大部分是由于对奶粉中的牛奶蛋白过敏，而母乳为什么也会导致宝宝过敏呢？这是因为妈妈吃了一些会导致宝宝过敏的食物！

通过从母亲膳食中依序剔除食物的方法，确定了几种容易导致宝宝过敏的食物，排名如下：

- ☐ 第一名：牛奶
- ☐ 第二名：鸡蛋
- ☐ 第三名：大豆类
- ☐ 第四名：海鲜类，通常鱼类和贝类更多一些
- ☐ 第五名：花生、坚果和小麦

添加辅食的宝宝过敏

如果宝宝已经 5 个月以上，开始进辅食了，那么过敏原可能就存在于辅食里！

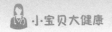

如何解决宝宝食物过敏的问题？

其实要想解决宝宝食物过敏的问题很简单，直接在食物源头控制起来就可以啦！

母乳喂养的宝宝如果发生对妈妈乳汁过敏，出现拉肚子的现象，妈妈到底是不是应该立即停止母乳喂养呢？

答案是：当！然！不！

妈妈们要注意啦！如果你的宝贝儿因为对母乳过敏而发生腹泻，千万不要因此终止哺乳，可以适当降低母乳喂养频率，但记住：一定要坚持母乳喂养！在这里也要提醒哺乳期的妈妈们，为了宝宝的健康成长，这段时期还是要控制自己的食欲，千万不要因为自己贪嘴而伤害到宝宝健康！

如果宝宝是因为配方奶粉或混合喂养导致过敏症状的出现，那么妈妈们需要观察宝宝的大便形态，及时就医，看看究竟是乳糖不耐受还是牛奶蛋白过敏。

如果宝宝已经添加辅食，并出现过敏性腹泻，那么也无需恐慌，不用完全停掉辅食，可以仅仅喂食米粉和菜泥观察宝宝情况。

◎ 黏液脓血便

黏液脓血便特征如下：

● 脓液状

● 血量较多

● 可能伴有发热症状

> 如果宝宝拉这种"便便"，并伴随发热症状，很可能是患了细菌性肠炎！
>
> 细菌的来源一般和饮食有很大的关系，不干净的食物或生的、半熟的食物里都可能存在致病菌！所以妈妈们一定要严格把好食品质量关！同时也要注意帮助宝宝勤洗手，保持一个良好的卫生习惯！

宝宝腹泻严重会出现脱水症状

宝宝一旦患上细菌性肠炎，腹泻会发作频繁，家长们此时可以做的最有效的护理就是尽量避免拉肚子的宝宝出现脱水的情况！

如何判断腹泻宝宝是否出现脱水?

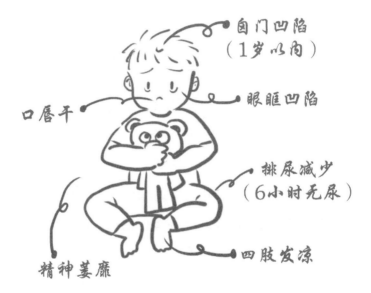

囟门凹陷
（1岁以内）

眼眶凹陷

口唇干

排尿减少
（6小时无尿）

四肢发凉

精神萎靡

脱水宝宝怎么补水？

**白开水或
纯净水**

宝宝腹泻时不仅有水的丢失还有电解质的丢失，如果只是喝白开水或纯净水来补充水分，不仅难以被吸收，还容易导致水中毒，造成宝宝水肿。

**含糖的水
或果汁**

糖会把宝宝体内的水分吸收到肠道里，从而加重宝宝腹泻。

运动饮料

运动饮料富含电解质，可以迅速补充身体流失的水分，因此常被用来当作腹泻时的最佳水分来源。但事实上，运动饮料的渗透压比较高，如果腹泻的情形已经很严重，喝运动饮料只会泻得更厉害。

常温盐水

补水效果好，但盐水浓度不好掌握。

口服补液盐

可在药店直接买到。

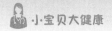
Tips：家长们注意啦！

口服补液盐用量公式：

$$剂量（ml）=（50\sim75）ml×体重（kg）$$

要想达到理想的补水效果，应该在 4 小时内将所需量服完，可以按少量多次的原则喂给宝宝喝。最好每 2～3 分钟喂 1 次，每次 10～20ml。对于较小的婴幼儿，可以用勺子、滴管或小杯子小口地喂，间断喂，4 小时内喂够所需剂量。如果孩子出现呕吐，停 10 分钟后再慢慢喂。

腹泻宝宝需要及时就医的表现

● 腹泻剧烈，大便次数多或腹泻量大；

● 不能正常饮食；

● 频繁呕吐，无法口服给药；

● 高热（<3 月龄 38℃以上，>3 月龄 39℃以上）；

- 脱水体征明显：明显口渴、眼凹、烦躁易怒、精神萎靡、6~8小时无小便；

- 便血；

- 小于6月龄；有慢性病史；有合并症状。

Tips：家长们注意啦！

宝宝不舒服了要注意分辨是什么级别的情况，要是"一般级别"，家长可以在家中处理，就不必大惊小怪，一味往医院跑。但要是"非一般级别"的情况，家长也一定要引起高度重视，及时带宝宝就医，以免耽误病情。

透过呕吐现象，发现宝宝问题

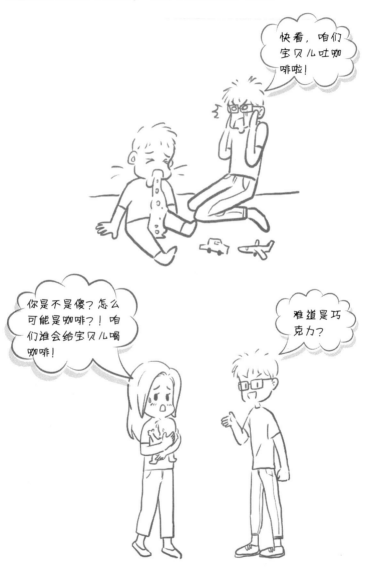

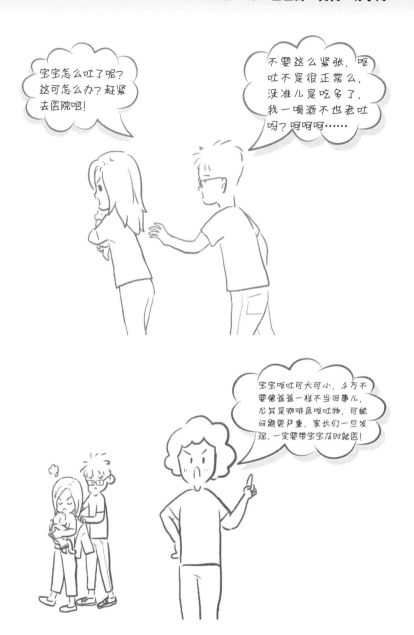

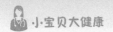
Tips: **家长们注意啦！**

　　所谓"上吐下泻"，宝宝的"吐"和"泻"同样都是应该引起家长们重视的大问题！很多时候，宝宝呕吐不能单纯地看作暂时性的肠胃不适，还可能代表宝宝的健康存在更大的问题，作为家长一定不要掉以轻心才对！

宝宝呕吐的原因

　　相信很多家庭都有这样的感受：看见宝宝呕吐就会不自觉的紧张，甚至比宝宝腹泻还让人觉得恐惧。

　　其实这就对啦！

　　宝宝发生呕吐是需要引起高度重视的，亲爱的家长们！

　　呕吐是小儿常见的临床症状，它可以是多种疾病的表现之一，很多时候单从呕吐就能分辨出宝宝身体到底出了什么问题。而且有些类型的呕吐确实预示着宝宝的身体可能出了大问题！

◎ 和脑部疾病相关的呕吐

对新生儿来说，大部分呕吐、吐奶跟新生儿消化道的结构有关系，不用担心。

爸爸妈妈可以通过少量多次喂奶以及喂奶后竖抱拍嗝来减轻。一般当孩子会坐之后，吐奶的情况会慢慢好转。

如果新生儿出现频繁呕吐、呕吐带血、大便异常等表现，要当心可能是由疾病引起的，应该及时找医生检查确诊。

如果孩子在头部外伤之后发生呕吐，应该及时去医院，检查有没有脑部的损伤。

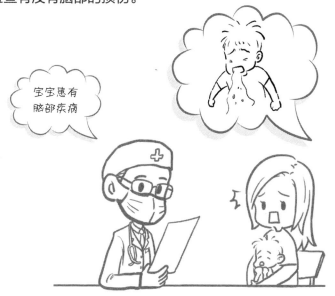

宝宝患有脑部疾病

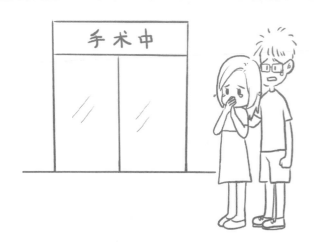

Tips：**家长们注意啦！**

　　要想判断宝宝呕吐是否和脑部疾病有关，应该注意观察宝宝呕吐在时间、频次以及剧烈程度上是否具有规律性。

　　如果宝宝呕吐反复剧烈，并在固定时间发生头疼症状，需警惕是否存在脑部疾病。另外，还有一些其他的严重问题也伴有呕吐的症状，不一定是脑瘤，如晨起呕吐见于颅内高压，还可能是毒症或慢性酸中毒。不仅如此，如果呕吐的时候还伴有一些其他症状，如拒按、腹胀、精神萎靡等，同样也可能预示着宝宝的身体出了大问题。

所以一定要注意观察宝宝呕吐时的状态，及早就医，以免耽误病情！

◎ 和消化道相关的呕吐

宝宝呕吐物为深咖啡色，并不一定代表宝宝吃了什么咖啡色的食物，也有可能是一种出血的表现！

如果年龄大一些的宝宝突然出现了这种情况，那么食管裂孔疝的可能性就比较大，甚至有可能是胃部出血，这时家长就一定要引起重视。

Tips：**家长们注意啦！**

针对宝宝呕吐时的护理要注意：呕吐的患儿要采取侧卧位或坐位，吐后要用温开水为宝宝漱口，给患儿喝少量淡盐水。如因饮食不节引起呕吐的宝宝则需要休息。

◎ 吐奶

还有一种呕吐的情况在新生儿中比较常见，那就是吐奶。

婴儿会发生吐奶现象主要是由于其胃部发育不成熟，呈水平位，状态不稳定。而婴儿胃的入口（贲门部分）比较松弛，关闭不紧，非常容易被食物冲开，而胃的出口（幽门肌肉）却发育较好，关闭较紧，食物通过缓慢。所以当胃里奶汁稍多时，贲门就会被冲开，进而乳汁倒流回食管和口腔，所以才容易吐奶。

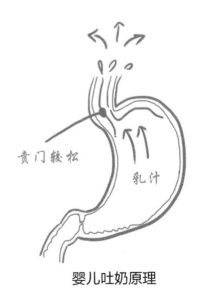

贲门较松

乳汁

婴儿吐奶原理

如果婴儿生长发育良好，无其他不适的表现，各项生理指标正常，这种情况考虑为生理性吐奶，属于正常情况，家长不必恐慌。但如果宝宝吐奶频繁，而且量大，并伴随生理指标的异常（如体重不增），或同时伴有腹胀、腹泻、发热等症状，就要考虑是否存在病理情况。较常见的有胃食管反流、感染、幽门痉挛、肥厚性幽门狭窄等，应送医院做进一步的检查与治疗。

Tips：**家长们注意啦**!

妈妈在给新生儿哺乳时不要着急，在哺乳完毕后应将宝宝身体竖直抱起，让宝宝趴在妈妈的肩上，轻拍宝宝背部至打嗝，这样就会在很大程度上避免正常情况下的生理性吐奶啦!

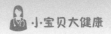
有一种哭闹叫"腹痛"

其实不管是"上吐下泻"还是便秘，对于宝宝来说都很难受，年龄越小的宝宝表达能力越弱，所以就只能用哭闹来告诉大人自己的感受，让家长们知道："我肚子疼！"

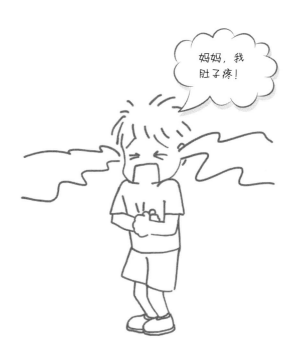

Tips：**家长们注意啦**！

　　腹痛这一症状在宝宝身上最为常见，但宝宝腹痛并不代表单纯只是肚子疼，可能在这背后隐藏着更大的危机，除了以上提到的症状外，还会有其他的症状出现，如拒按、腹胀、精神萎靡、面色苍白等，家长们一定不要自行揣测，还是要及时就医！所以爸爸妈妈们在平时一定要多多留心观察宝宝的表现哦！

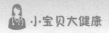
"秋季腹泻"的元凶——轮状病毒

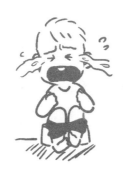

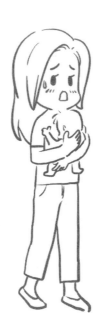

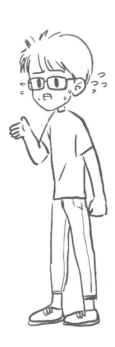

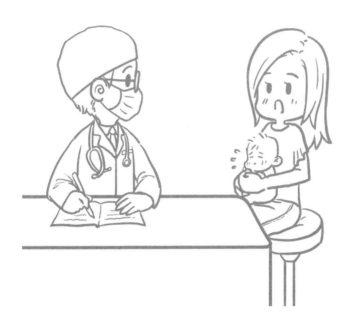

　　轮状病毒的流行季节是在每年 9 ~ 12 月，特别是 10 月，又因为轮状病毒最主要的症状是腹泻，所以轮状病毒又被称为"秋季腹泻"，但其实，其他季节也有被感染的风险，只是比较少一些。

　　一般来说，轮状病毒多发生在 5 岁以下的儿童群体，1 岁以下的婴幼儿是高发人群。在世界范围内，腹泻是 5 岁以下儿童死亡的第二大原因，而在轮状病毒疫苗出现之前，全球每年有大约 44 万名 5 岁以下的儿童因感染轮状病毒死亡。

轮状病毒是具有潜伏期的，当宝宝感染上轮状病毒后，并不会马上出现相应的症状，一般过了 1 ~ 3 天的潜伏期，才会表现出低热、呕吐等症状。

接下来，我要重点说的是，轮状病毒的传染性。轮状病毒通过病毒携带儿童的粪口传播，一般在感染后 1 ~ 3 天，大量的病毒会通过粪便排出。所以如果孩子接触了被轮状病毒感染的人，或摸了带病毒的物体表面后没有洗手，或吃了被病毒污染的食物，是非常容易感染上轮状病毒的。

轮状病毒的传染性这么强，那有没有什么办法能预防轮状病毒的感染？

◎勤洗手、正确洗手

我们刚刚说了，轮状病毒会通过被病毒污染的食物传播，所以，如果孩子接触了感染轮状病毒的其他孩子，或是触碰了带病毒的物体表面后没有洗手，很容易被感染。

所以，勤洗手、正确的洗手非常重要，有调查显示，良好的手卫生习惯能减少 47% 的腹泻发生率。

七步洗手法

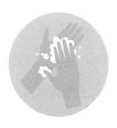

① 挤出洗手液在掌心，双手掌心相对，手指并拢，相互搓擦。

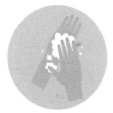

② 手心对手背，沿指缝相互搓擦，双手交换进行。

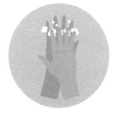

③ 掌心相对，双手交叉，沿指缝相互搓擦。

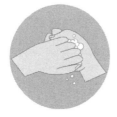

④ 双手相扣，相互搓擦。

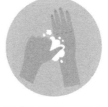

⑤ 一只手握住另一手的大拇指旋转搓擦，交换进行。

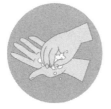

⑥ 将五个手指尖并拢，在另一只手的手掌心旋转搓擦，交换进行。

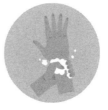

⑦ 螺旋式擦洗手腕，交替进行。

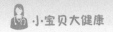

◎ 玩具、餐具及时消毒

因为轮状病毒会通过接触被病毒感染的食物传播，所以要确保孩子的饮食卫生，及时消毒玩具和餐具。

◎ 注意尿布的卫生

家长们在给宝宝更换尿布时，要注意宝宝尿布的卫生，避免使用公共的换尿布台，可以自己随身携带隔尿垫。及时处理粪便，避免交叉感染。

◎ 不要分享食物

因为轮状病毒会通过接触被病毒感染的食物传播，所以在轮状病毒流行的季节，尽量避免孩子之间，你一口我一口地分享食物。

◎ 接种疫苗

世界卫生组织建议所有国家将轮状疫苗纳入儿童的免费疫苗接种计划。因为轮状病毒疫苗可以有效地保护孩子，避免轮状病毒的感染。

轮状病毒的几个常见症状：

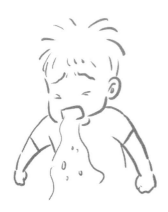

◎呕吐

大部分孩子感染轮状病毒后都会出现呕吐的症状，一般在发病初期，会表现为呕吐，呕吐持续 1～2 天。

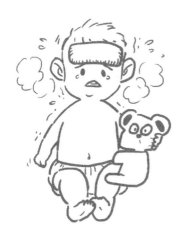

◎发热

有一半以上感染轮状病毒的宝宝会出现发热的症状，但多是低热，一般不会超过 39℃。

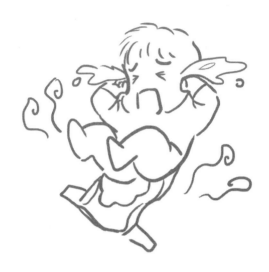

◎ 水样腹泻

　　腹泻是感染轮状病毒后的主要表现，所以轮状病毒也被称为"秋季腹泻"。感染轮状病毒的宝宝出现了水样腹泻，一般是黄色水样或蛋花汤样便带少许黏液，无腥臭味，一天平均排便次数为 4 ～ 10 次，多的可能会有 20 次，一般会持续 3 ～ 14 天，大部分 2 周左右会好转。

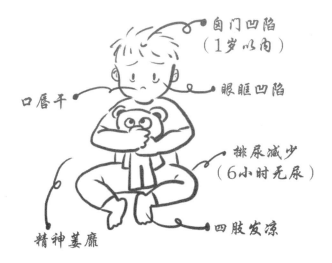

◎ 脱水

　　秋季腹泻很容易引发脱水，宝宝在刚开始发病时，6 小时内会快速脱水。轻、中度的宝宝表现出来的症状是嘴巴发干，少尿，哭时少泪等，对于轻、中度脱水的宝宝，首选的治疗方式是口服补液盐。而对于重度脱水的宝宝，需要及时就医治疗。

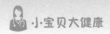

可以参考下表判断一下孩子脱水的轻重程度：

	轻度脱水	中度脱水	重度脱水
口唇	口渴	口唇干燥	口唇干燥，嘴唇干裂，特别口渴
眼窝	基本正常	眼窝凹陷	·眼窝凹陷，囟门凹陷； ·哭的时候泪少或者没有眼泪
皮肤	基本正常	皮肤干燥	面色苍白、皮肤干燥无弹性
尿量	减少	明显减少	无尿或者尿液呈黄色、棕色
精神状态	状态欠佳	烦躁、易怒	精神萎靡、昏迷

 感染轮状病毒的宝宝可能还会有头痛、腹痛、腹胀、胃口差等表现。

　　轮状病毒是一种自限性病毒性肠炎，不需要吃什么药物，对症做好护理即可。

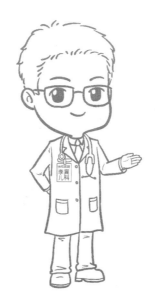

◎ 发热的护理方法：

√ 发热是宝宝对抗病毒表现出来的一种症状，如果宝宝精神状态好，没有到需要用药的程度，只需做好家庭护理就可以。

√ 如果孩子不舒服了，可以考虑使用对乙酰氨基酚（3个月以上的孩子）或者布洛芬（6个月以上的孩子）。

√ 适当补充水分，预防脱水，给宝宝穿轻薄舒适的衣服，不要盖太厚的被子。

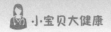

◎呕吐的护理方法：

√ 如果宝宝因为腹泻呕吐有明显的脱水表现，比如口唇干燥、嘴唇干裂、特别口渴，建议在 4 小时内让宝宝口服 75ml/kg 的口服补液盐，补充已经丢失的水分。

√ 如果没有以上明显脱水的表现，那么每次排稀便之后，给宝宝喝 50 ~ 100ml 口服补液盐，以补充通过大便丢失的液体。

√ 呕吐超过 8 小时，需要及时就医。

√ 另外，除了呕吐超过 8 小时，还有一些需要及时就医的情况：

①3 个月以下的小宝宝呕吐超过 2 次；

②宝宝不能被唤醒；

③身体虚弱，不能站立；

④行动或言语混乱；

⑤呕吐物有血，或有绿色胆汁；

⑥严重脱水（超过 8 小时无尿、尿黄、口干、没有眼泪）；

⑦其他拿不准的疑虑或是担忧，或认为孩子问题很严重。

√ 帮助孩子入睡

睡眠通常能排空胃，清除呕吐需要物，所以在孩子生病期间，要尽可能帮助孩子入睡。

◎ 腹泻的护理方法：

宝宝在拉肚子的时候，尤其是感染了轮状病毒，更是一天拉 10 余次，此时治疗的核心是预防脱水，所以当宝宝出现腹泻症状时，需要及时补充口服补液盐。

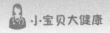

"冬季呕吐"的元凶——诺如病毒

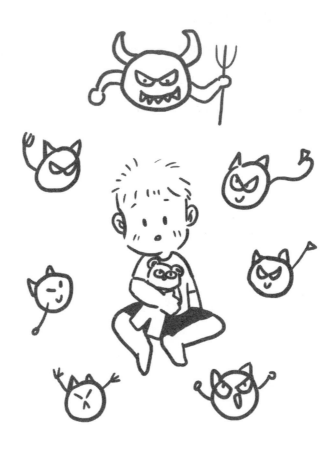

诺如病毒的流行季节是每年的 10 月至次年的 3 月，又因为诺如病毒最主要的症状是呕吐，所以也被称为"冬季呕吐病"。

诺如病毒具有潜伏期，也就是说，当宝宝感染上诺如病毒后，并不会马上出现相应的症状，一般过了 1 ～ 2 天的潜伏期，才会表现出呕吐、腹泻等症状。

同时，诺如病毒也有很强的传染性，主要通过粪－口传播，而且较少的病毒量就可以引起传播。在起病之后，粪便中排出诺如病毒的平均持续时间为 4 周，并且最初 24 ～ 48 小时内排出量最大。除此之外，诺如病毒的传播途径还包括：含有病毒颗粒的呕吐物飞沫经空气传播，接触或食用被污染的贝类、水果、叶类蔬菜，食用被病毒污染的食物和水。诺如病毒经常在社区、学校、餐馆、游轮、幼儿园暴发。

那么，有没有什么办法能预防诺如病毒的感染？

◎ 隔离

诺如病毒除了通过粪－口传播之外，含有病毒颗粒的呕吐物还可以通过飞沫在空气中传播。如果诺如病毒感染

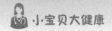

的孩子在幼儿园或学校出现了呕吐，周围的孩子都有可能被传染，所以如果有孩子感染了诺如病毒，是需要被隔离的。

◎ 注意手部的卫生，认真洗手

诺如病毒很顽强，能耐受冷冻，在低温下可存活数年，寒冷季节更容易爆发，60℃加热30分钟仍有活性。预防诺如病毒要注意手部卫生，因为酒精无法杀灭诺如病毒，在洗手时需要使用肥皂或洗手液洗手；消毒可疑污染物时，使用漂白剂或经环境保护局批准的其他消毒剂。

◎ 水果、蔬菜要清洗干净

√ 水果和蔬菜食用前应认真清洗；

√ 牡蛎和其他贝类海产品应深度加工后食用。

◎ 注意饮水卫生

因为诺如病毒在60℃的水中还会存活，所以一定要喝烧开过的水，或质量有保证的桶装水。

◎ 玩具、餐具及时消毒

因为诺如病毒会通过接触被病毒感染的食物传播，所以要注意孩子的饮食卫生，及时消毒玩具和餐具。

◎ 注意尿布卫生

避免使用公共的换尿布台，可以自己随身携带隔尿垫；及时处理粪便，避免交叉感染。

◎ 不要分享食物

因为诺如病毒会通过接触被病毒感染的食物传播，所以在诺如病毒流行的季节，尽量避免孩子之间，你一口我一口地分享食物。也不要和病人亲密接触，比如拥抱，分享玩具等。

 如果在诺如病毒流行的高发季节（冬季）出现呕吐和 / 或腹泻，且病情持续 2 ~ 3 天，应怀疑为诺如病毒感染，可以通过排泄物的病毒检测来证实。

感染了诺如病毒的孩子，常见的症状有：呕吐、水样腹泻。

诺如病毒有 1 ~ 2 天的潜伏期，在潜伏期内，孩子没有症状，过了潜伏期，会迅速发病，可能上午还吃喝玩睡都特别好，但是下午就开始发病，先呕吐，后腹泻，持续 2 ~ 3 天后，症状又迅速消失了，诺如病毒通常要持续 1 ~ 2 周，时间更久。

接下来，我来具体讲一下感染诺如病毒的几个常见症状：

◎ 呕吐

感染诺如病毒后，往往呕吐症状会比较突出，其他病毒引起的胃肠炎通常呕吐没有这么剧烈。

多表现为恶心和呕吐，吐的是吃进去的东西，闻着可能很酸。

◎ 水样腹泻

腹泻多是水样便或者蛋花样便，无黏液、无脓血。腹泻症状通常是中等程度，一天 4 ~ 8 次水样便，大便中一般没有黏液和白细胞。

◎ 其他症状

恶心、腹痛、头痛、畏寒、浑身肌肉疼痛不适等，还有一半的人会出现发热，但是通常病情不至于很危重。

◎ 脱水

呕吐和腹泻容易引发脱水。轻、中度脱水的宝宝表现出来的症状是嘴巴发干，少尿，哭时少泪等，对于轻、中度脱水的宝宝，首选的治疗方式是口服补液盐。重度脱水的宝宝需要及时就医治疗。

◎ 需要就医的情况

当宝宝出现如下症状，需要及时就医治疗：

√ 高热不退、精神萎靡；

√ 呕吐物带血或绿色胆汁；

√ 严重脱水（口唇干燥、嘴唇干裂、特别口渴；眼窝凹陷，哭的时候泪少或者没有眼泪；尿量减少，6 小时无尿，或是尿液呈黄色、棕色）；

√ 皮肤干燥、面色苍白；

√ 频繁呕吐，或腹泻且无法摄入任何食物或液体；

√ 任何您无法在家处理的情况。

诺如病毒感染是自愈性疾病，也就是 2 ～ 3 天后自己会好，没有针对诺如病毒的特效抗病毒药，所以不需要吃什么药物，更不需要服用抗生素，对症护理就好。

接下来，我分别从发热、呕吐、腹泻这几个诺如病毒常见的症状，具体说一下怎么做好对症护理：

◎ 发热的护理方法：

√ 发热是宝宝对抗病毒表现出来的一种症状，如果宝宝精神状态好，没有到需要用药的程度，只需做好家庭护理就可以。

√ 如果孩子不舒服了，可以考虑使用对乙酰氨基酚（3 个月以上的孩子）或者布洛芬（6 个月以上的孩子）。

√ 适当补充水分，预防脱水，给宝宝穿轻薄舒适的衣服，不要盖太厚的被子。

◎ 呕吐的护理方法：

√ 如果宝宝因为腹泻呕吐有明显的脱水表现，比如口
　唇干燥、嘴唇干裂、特别口渴，建议在 4 小时内让
　宝宝口服 75ml/kg 的口服补液盐，补充已经丢失的
　水分。

√ 如果没有以上明显脱水的表现，那么每次排稀便之
　后，给宝宝喝 50 ～ 100ml 口服补液盐，以补充通
　过大便丢失的液体。

√ 呕吐超过 8 小时，需要及时就医。

√ 另外，除了呕吐超过 8 小时需要及时就医，还有一
　些需要及时就医的情况：

① 3 个月以下的小宝宝呕吐超过 2 次；

② 宝宝不能被唤醒；

③ 身体虚弱，不能站立；

④ 行动或言语混乱；

⑤ 呕吐物有血，或有绿色胆汁；

⑥ 严重脱水（超过 8 小时无尿、尿黄、口干、没有眼泪）；

⑦ 其他拿不准的疑虑或是担忧，或认为孩子问题很严重。

◎ 腹泻的护理方法：

当宝宝出现腹泻症状时，要注意预防脱水，需要及时补充口服补液盐。

 诺如病毒感染儿童应远离厨房或食物加工场所。

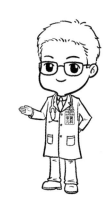

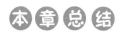

腹泻宝宝食物过敏的根源

0 ~ 4 个月宝宝：分为人工喂养过敏和母乳喂养过敏两种情况：

人工喂养的宝宝食物过敏大部分是由于对奶粉中的牛奶蛋白过敏，而母乳为什么也会导致宝宝过敏呢？这是因为妈妈吃了一些会导致宝宝过敏的食物！

通过从母亲膳食中依序剔除食物的方法，确定了几种容易导致宝宝过敏的食物，排名如下：

☐第一名：牛奶

☐第二名：鸡蛋

☐第三名：大豆类

☐第四名：海鲜类，通常鱼类和贝类更多一些

☐第五名：花生、坚果和小麦

宝宝腹泻脱水怎么办？

口服补液盐用量公式：

$$剂量（ml）=（50 ~ 75）ml × 体重（kg）$$

要想达到理想的补水效果，应该在 4 小时内将所需量服完，可以按少量多次的原则喂给宝宝喝。最好每 2～3 分钟喂 1 次，每次 10～20ml。对于较小的婴幼儿，可以用勺子、滴管或小杯子小口地喂，间断喂，4 小时内喂够所需剂量。如果孩子出现呕吐，停 10 分钟后再慢慢喂。

腹泻宝宝需要及时就医的表现

•腹泻剧烈，大便次数多或腹泻量大；

•不能正常饮食；

•频繁呕吐、无法口服给药；

•高热（<3 月龄 38℃以上，>3 月龄 39℃以上）；

•脱水体征明显：明显口渴、眼凹、烦躁易怒、精神萎靡、6～8 小时无小便；

•便血；

•小于 6 月龄；有慢性病史；有合并症状。

第4章

睡得好
才能长得好

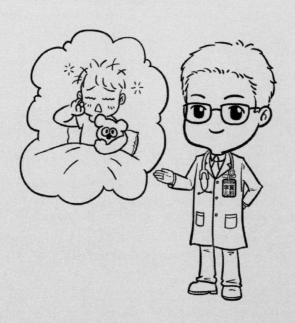

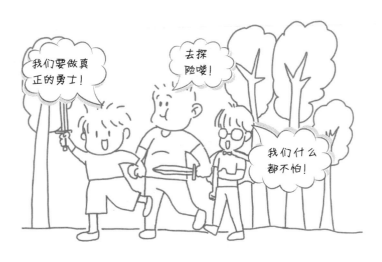

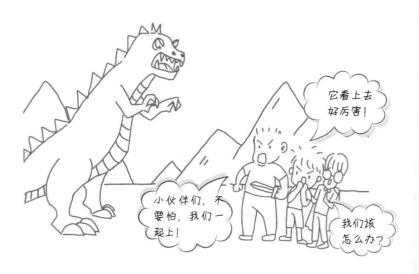

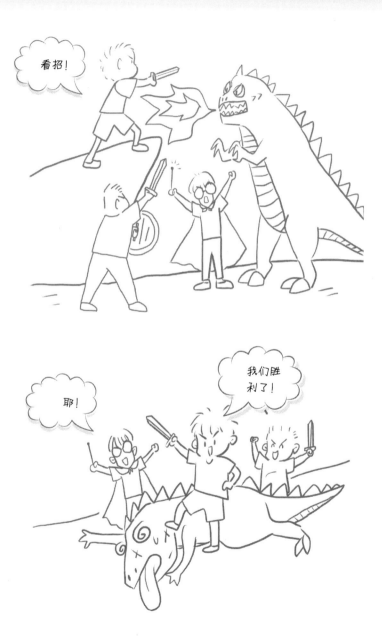

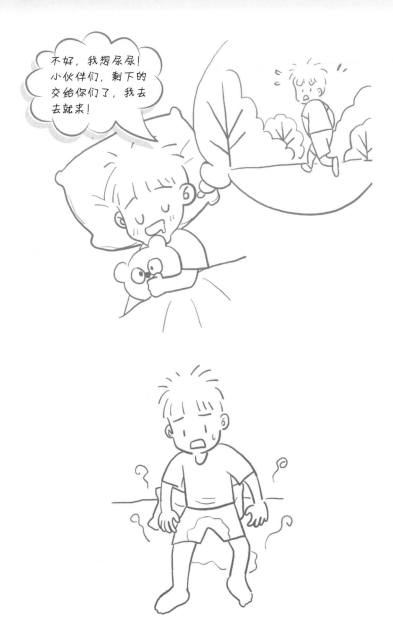

尿床可能是一种病

很多人都认为小时候尿床好像很正常，长大就好了……但孩子尿床都是正常的吗？

不！尿床很可能是一种病！

对于孩子尿床这件"小事儿"，家长们可千万别不当回事儿！如果您的宝宝表现出的是一种"特殊"的尿床，那就需要引起重视了！

这种病就叫作——遗尿症！

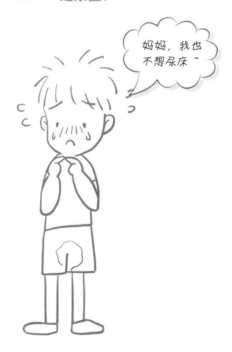

妈妈，我也不想尿床～

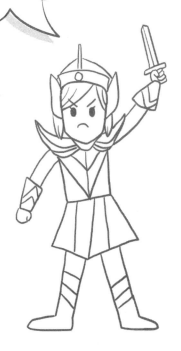

孩子尿床就是患上遗尿症了吗？那可不一定！

孩子在不同成长阶段的排尿模式是不一样的。

宝宝在婴儿期，属于不加控制的排尿模式；

到了 1 ~ 2 岁，便开始有意识地自主排尿了，并且习惯在夜晚睡觉啦；

宝宝到了 3 岁，能力开始提升，逐渐具备储尿、控制尿的技能，并会在夜间被憋醒；

而等宝宝长到 4 岁时，基本上全天都可以很好地控制排尿了。

也就是说，如果孩子直到 4 岁后仍然频繁尿床就该引起家长的注意了，而如果宝宝到了 5 岁，睡眠时还不能自主排尿那就已经算是病了。

Tips：**家长们注意啦！**

判断宝宝是否患上遗尿症有三个条件！

1. 年龄 ≥ 5 岁

2. 尿床的频次 ≥ 2 次 / 周

3. 持续时间 ≥ 3 个月

如果孩子符合这三个条件，那就是患上遗尿症了，家长要带孩子及时就医哦！

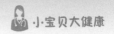

遗尿症的危害

家里的孩子一尿床，好像除了宝宝自己非常紧张以外，没人当回事儿，家长们都觉得这明明很正常啊。

但如果宝宝真的患上了遗尿症，家长却不重视，那后果可是很严重的！

儿童遗尿不仅会影响智力，还影响大脑神经发育等，对身体发育也可能造成影响。

心理因素能引起部分孩子遗尿，因此，无论是心理因素造成孩子遗尿，还是遗尿使孩子有心理负担，都要做好孩子的心理健康教育，必要时寻求儿童心理学专家的帮助。

● 影响心理健康

孩子尿床后感到既害怕又羞愧，如果家长在这时候不做出合理的回应就会对孩子产生进一步的心理伤害，让孩子形成自卑、胆小、焦虑的心理状态，久而久之，甚至会引起孩子性格上的转变，令孩子变得内向、孤僻、不合群、神经质或有暴力倾向等。

所以从某种程度来说，遗尿症对孩子心理方面的影响其实才是最可怕的，表面看不出来，一切变化都在默默进行中。

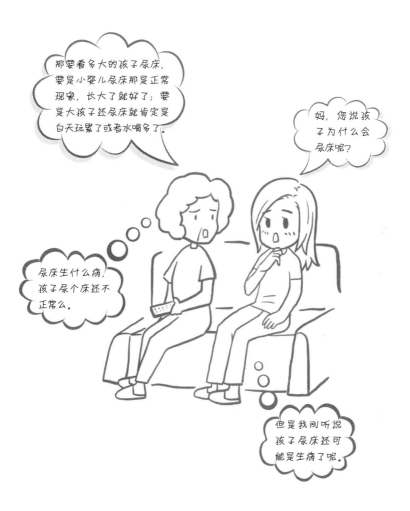

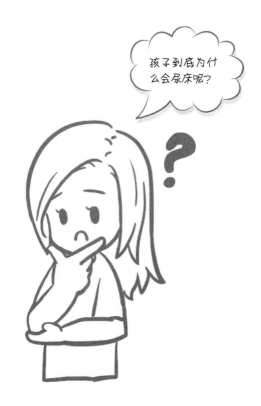

◎ 尿床原因一：神经功能失调

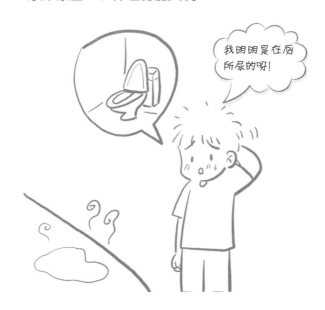

我明明是在厕所尿的呀！

　　大宝看来是做梦了，不仅做了梦，还在梦里痛痛快快的在厕所撒了泡尿，谁知一醒来竟然发现全尿在了床上。

　　其实大宝遇到的问题很常见，很多尿床的小朋友都是梦见小便，结果就尿床了。在这里一定要提醒各位家长们，如果孩子出现过类似的情况，可千万不能掉以轻心哟。因为这可能不单纯只是尿床的问题，这有可能是尿感信号传递失职或者感知尿意的神经功能失调所致，也就是说：

　　孩子有可能是神经传导功能方面出了问题！

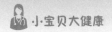

◎尿床原因二：膀胱功能异常

其实孩子在不同的生长阶段，膀胱的容量是不一样的。以下是不同年龄的孩子，在正常发育的情况下，膀胱的容量数据参考。

年龄（岁）	膀胱容量参考值（EBC）（ml）
5	180
6	210
7	240
8	270
9	300
10	330
11	360
12～18	390

但是，如果孩子膀胱功能发育有所延迟，膀胱容量就会较正常情况下小，就容纳不了这么多的尿液。而且通常这类发育延迟的孩子，膀胱压力感受器功能也会发生异常，没办法准时为大脑提供预警信息，这样就会出现未醒先尿的现象。

Tips：**家长们注意啦**！

孩子经常尿床，可能预示着身体发育方面出了问题哦！

换句话说，孩子尿床可以作为判断孩子是否存在健康发育问题的一个指标哦！

◎尿床原因三：生活因素

宝宝尿床倒也不一定就是宝宝健康出现了问题，如果家里孩子偶尔出现了尿床的现象，家长们也不必过于紧张，因为很有可能是家长的错误做法导致了孩子尿床！

1. 多多喝水肯定没错吗?

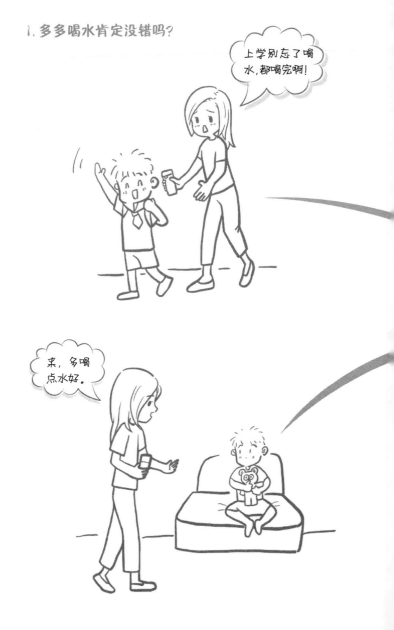

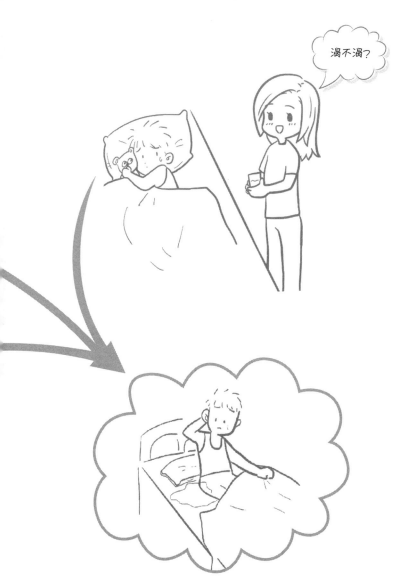

不规律的饮水会导致孩子尿床！

那我白天让孩子少喝点水就不会尿床喽!

为了不让孩子尿床而有意让孩子少喝水同样是不可取的!如果白天饮水量不足,无法满足孩子的生理需求,虽然结果是不尿床了,但这样会影响到孩子其他方面的健康,得不偿失。

Tips: 家长们注意啦!

不同年龄段、不同性别的孩子日间的饮水量是有差别的:

4～8岁		1000～1400ml
9～13岁	男	1400～2300ml
	女	1200～2100ml

家长们首先要做到让孩子日间摄入充足的水分,其次就是要在孩子睡前2小时内限水,尽量减少水分的摄入。

2. 吃不好也会尿床！

现在我们知道孩子尿床很可能是因为水分摄入过多导致的，但只有喝水过量才会摄入过多水分吗？当然不是！

除了"喝水"，"吃水"也是一条重要渠道呢！

你知道吗？在我们每天摄入的水中，大约有 20% 都是来自固体食物，比如蔬菜，下面点名表扬几种含水量超高的蔬菜！

Tips：家长们注意啦！

生活中隐形的"固体水库"多着呢，家长们一定要注意合理安排孩子饮食，尽量不要在晚饭补充过多的"额外"水分才好，这样也能在一定程度上避免宝宝晚上在睡梦中"画地图"哦。

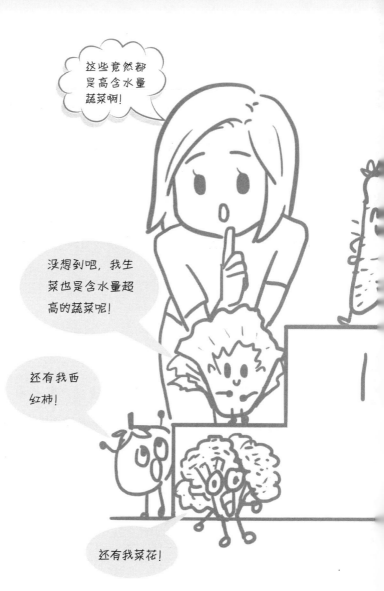

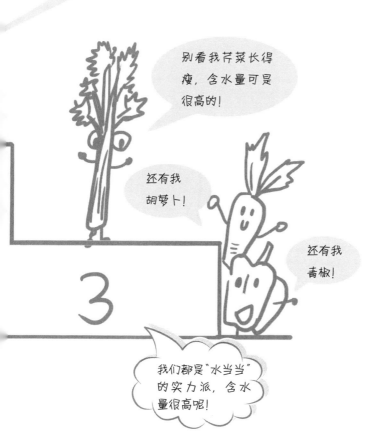

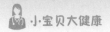

排尿训练

如果孩子尿床，家长可以尝试对宝宝进行排尿训练，让孩子排尿逐渐规律化。训练内容很简单，主要分以下两步：

第❶步：日间每 2 ～ 3 小时就主动带宝宝去排一次尿。

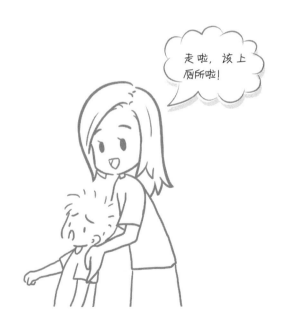

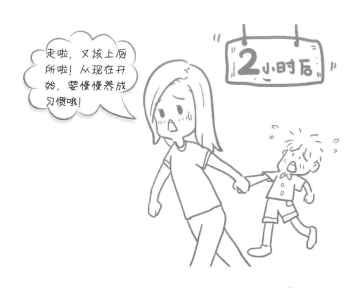

第**②**步：让孩子睡觉前排一次尿，目的是将膀胱里的尿液排空。

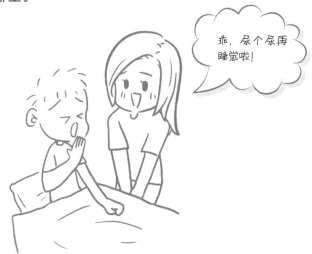

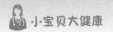

家长可以怎么做?

◎ 如厕训练

在孩子 2 岁左右再开始进行如厕训练,不要过早训练孩子上厕所。

有研究表明,在 1 岁半之前就开始学习上厕所的孩子,往往比 2 岁左右才开始训练的孩子,要更晚才能掌握相关的技能。

在刚开始如厕训练时,不要急于给孩子脱掉纸尿裤,晚上可以继续穿着纸尿裤,如果连着几天都发现纸尿裤里的小便不多或是几乎没有小便,就可以试着在晚上拿掉纸尿裤。

◎ 调整生活习惯

鼓励孩子白天正常喝水,但睡前 2 小时不要喝水、果汁、牛奶等饮品,也不要吃含水量较高的食物,如西瓜,也不要进食生凉的食物。

◎ 养成排尿习惯

鼓励孩子养成规律排尿(每天 4 ~ 7 次)、临睡前排尿的习惯,不要等憋得不行了才去尿。

◎ 确保夜间上厕所安全

告诉孩子晚上如果觉得尿急要起床上厕所，并确保孩子从房间到卫生间的路上是安全的。

◎ 使用防水床垫

可以在孩子的床单和被褥之间加一层防水的床垫（或隔尿垫），也会有一定的用处。

Tips：家长们注意啦！

如果自己家的宝宝爱尿床，千万不要批评或者嘲笑他，要为他保密，尤其不要让同学或者小伙伴知道，因为童言无忌，这样会损伤到孩子的自尊心，对其心理造成不可估量的伤害。

我们要多多理解孩子，给孩子多一些鼓励，这样就能激励他一点点进步。

家长们还要注意区分孩子尿床是习惯问题还是健康问题，是否可以通过排尿训练自行解决，如果是健康问题，还是要尽早就医，不要掉以轻心，争取让宝宝早日恢复健康！

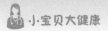
孩子打呼噜究竟是怎么回事?

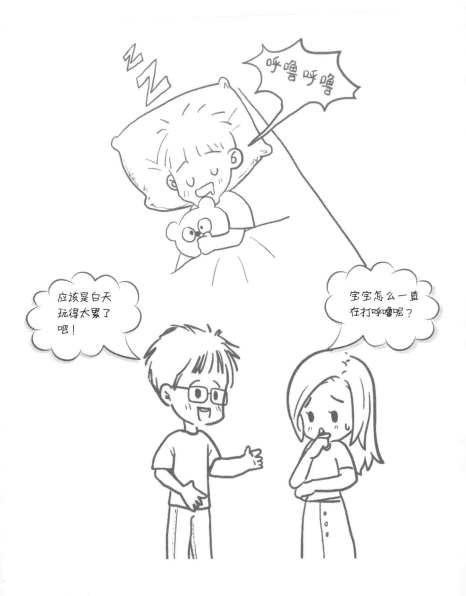

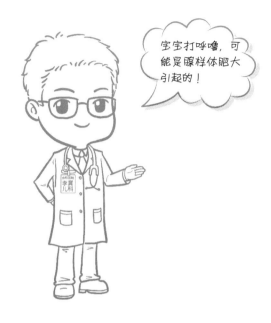

宝宝打呼噜，可能是腺样体肥大引起的！

宝宝睡觉打鼾，可能是腺样体肥大。

从下图中我们可以看到，腺样体和扁桃体挨得很近，它们都在口腔的后部，腺样体管鼻咽，扁桃体管口咽，帮助对抗外来细菌和病毒，当有细菌入侵鼻腔时，腺样体就会变大，包围病原体，防止病菌入侵，等到病毒消灭了，又重新恢复到原来的大小。但有时，鼻咽部感染次数太多了，或是腺样体肿大过度，导致无法缩回到原来的大小，鼻呼吸的通道就被堵塞了，这个时候，只能用嘴呼吸了，这就是我们所说的"腺样体肥大"。

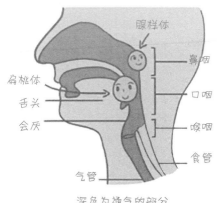

深色为通气的部分

腺样体肥大的宝宝会出现哪些症状：

1. 腺样体面容：腺样体肥大，长期会导致面容的改变，包括龅牙、下巴后缩、张口。

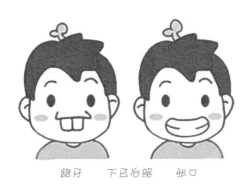

龅牙　下巴后缩　张口

2. 鼻塞，说话有鼻音。

3. 睡觉打鼾，张口呼吸。这里我需要提醒一下各位家长们，并不是所有的张口呼吸都是腺样体肥大造成的，我在这里介绍一个判断的方法，在孩子睡着后，如果发现孩子嘴部张开，可用手将其轻轻闭合，保持一两分钟。如果孩子改用鼻部呼吸，且呼吸正常，无明显不适，则考虑是习惯导致的"口呼吸"；如果出现明显的呼吸困难，则考虑是否有上呼吸道阻塞的情况，需要及时就医诊治。

4. 睡觉不安稳，缺觉。

5. 白天昏昏欲睡，注意力不集中。

6. 营养不良，生长发育迟缓。

7. 鼻窦炎，反复咳嗽，咽部有痰。

腺样体肥大一定要做手术吗？

并非所有的腺样体肥大都需要进行手术。

当发现宝宝出现腺样体肥大的症状（比如张嘴呼吸、睡觉打鼾、睡不安稳）时，你可以采用如下方法：

第一，可以到医院耳鼻喉科进行检查，医生会通过鼻内镜或 X 光片来进行诊断。

第二，有条件的父母，可以给孩子做睡眠呼吸的监测。

第三，当医生的诊断方案是手术，你也不要过分担心，因为腺样体切除是一个很成熟的小手术，美国儿科学会推荐把手术作为一线治疗方案，手术难度不高，持续时间短，孩子一般在术后一周内就可以完全恢复正常了。

说到手术，我给大家简单介绍一下可能需要进行手术的情况：

第一，由于腺样体肥大导致严重的呼吸困难，甚至是阻塞性睡眠呼吸暂停；

第二，生长发育不良；

第三，出现反复且严重的感染时：如反复发作的鼻窦炎、反复中耳感染、中耳积液。

家长不要惧怕手术，当医生建议手术时，应该听从医生的治疗意见，不要因为害怕手术而延误了手术的时机而导致腺样体面容或是学习能力下降这样不可逆的后果。

宝宝鼻塞的处理方法

宝宝鼻塞并不是什么大的疾病，只要采用正确的护理方式，是可以得到缓解的。

◎ 第一个方法是清理鼻腔内异物

鼻塞无非是鼻腔内有异物堵住了，所以对于小月龄的宝宝，你需要帮助宝宝清理鼻屎，下面两个方法供你参考：

（1）棉棒处理：硬一点的鼻屎，可以先滴一两滴盐水润湿一下，然后再用棉棒处理；

（2）用生理盐水洗鼻子：如果你觉得棉棒处理不是很好操作，也可以用生理盐水给孩子洗鼻子。

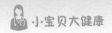

对于那些可以自己擤鼻涕的大宝宝，你可以教他正确擤鼻涕的方法：让宝宝的身体自然前倾，用纸巾压住一侧鼻孔，用力擤出另一侧鼻涕，这里注意一下哦，不是我们通常使用的那种同时压住两侧鼻孔擤鼻涕的方法。

◎ 第二个方法是增加室内湿度

家长们可以在宝宝的卧室放一个加湿器，帮助增加室内湿度，防止鼻腔干燥。

◎ 第三个方法是垫高宝宝的头部

长时间鼻塞和流鼻涕会严重影响宝宝的睡眠，所以，可以在宝宝睡觉的时候，用大人的枕头将宝宝的上半身垫高，让床垫看起来像一个平顺的滑梯，这样鼻塞的症状可以稍微缓解。

当宝宝有鼻塞流鼻涕的现象时，家长要护理好宝宝的鼻周，因为擦鼻涕的次数多了，加上鼻涕对皮肤也有一定的刺激作用，如果护理不当，有可能使鼻子下方的皮肤发红、疼痛，甚至破皮。所以，在及时擦干净鼻涕后，要用清水轻轻地清洗鼻子，并涂抹润肤乳。

如何正确给宝宝清理鼻腔? 滴鼻、喷鼻、洗鼻到底怎么操作?

	滴鼻	喷鼻	洗鼻
适用月龄	·适合所有年龄段的孩子,包括新生儿; ·小月龄宝宝比较适用	·适合所有年龄段的孩子,包括新生儿; ·对于小月龄宝宝来说,盐水喷鼻比洗鼻更容易操作和接受,不容易诱发耳痛、呛咳等不良反应	·建议2岁以上使用洗鼻壶
什么时候用	当孩子的鼻涕较干、较黏、不易擤出的时候	·鼻腔有结痂; ·鼻炎、鼻窦炎	鼻涕又黏又厚、鼻窦炎严重、滴鼻和喷鼻效果不好等情况
原理	湿润鼻腔,把干鼻涕泡软	稀释、软化鼻涕,喷鼻时,盐水可以清洗鼻腔黏膜,效果好的可以清洗靠近鼻中隔的鼻窦,这种冲洗、湿润黏膜的方法对缓解鼻炎、鼻窦炎有好处	使用较大体积的盐水把鼻腔和鼻窦冲洗一遍,把鼻涕、病原刺激物、炎性因子冲走,并能促进纤毛活动、减轻水肿,让宝宝感到舒服

续表1

	滴鼻	喷鼻	洗鼻
操作方法	1. 滴入生理盐水将鼻垢软化； 2. 用小镊子夹出来或吸鼻器吸出来，也可以等小宝宝自己打喷嚏把鼻异物打出来； 3. 一天3~4次	1. 让宝宝侧卧； 2. 哪侧鼻孔在上就喷哪侧鼻孔； 3. 喷1~3下，鼻腔的分泌物就会从下面的鼻孔或嘴巴中流出； 4. 反过来侧卧，喷另一侧； 5. 一天3~5次	1. 让宝宝侧卧着； 2. 哪侧鼻孔在上就冲哪侧鼻孔，一下把水挤干净就行了； 3. 不要对着鼻中隔冲； 4. 擦干净鼻涕，再反过来侧卧洗另一侧鼻孔
注意事项	整支的生理盐水如果没用完，开封24小时后也最好丢弃	不建议仰着头，这样的话鼻涕容易进入咽部，吃到肚子里	· 冲洗的压力过大，可能会出现鼻痛、恶心、呛咳等不良反应，也有可能引起耳痛； · 如果冲洗过程中出现耳痛，请立即停止冲洗。 · 洗鼻时一定要让孩子张开嘴，或长喊"啊啊啊"，让长啊的压力一致，外的压力一致，孩子舒服了，就更容易接受了

续表 2

	滴鼻	喷鼻	洗鼻
注意事项			·使用洗鼻盐配成洗鼻水时，最好用温开水，37 ℃~40 ℃效果比较好。配的时候一定要注意卫生，避免感染，临床上有不少因为洗鼻导致细菌、寄生虫感染的病例
购买建议	·生理盐水（0.9%氯化钠，每支10ml）； ·商品化盐水滴鼻剂，比如法国的Gifrer，美国的Little Remedie或者其他牌子都行，无需纠结	购买成品的海盐水喷鼻器，比如菲斯摩尔（PHYSIOMER），施地瑞玛（STERIMAR）等	·吸鼻器分为挤压式、注射器式、电动式、洗鼻壶； ·没有儿童洗鼻器的统一指南，除了电动式的之外，可以随便选，只要保证这款洗鼻器提供的压力、水流适合自己孩子就行； ·合适的标准：让水流能顺利从另一个鼻孔里面冲出来，并且孩子感到相对舒服的，就是合适的

续表 3

图示	滴鼻	喷鼻	洗鼻

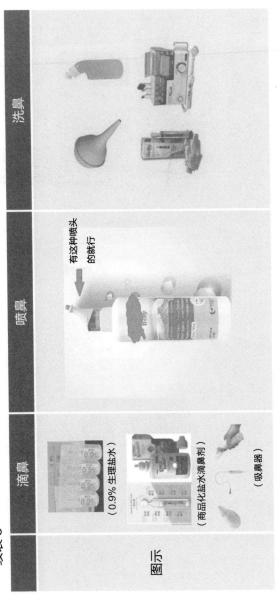

（0.9% 生理盐水）

（商品化盐水滴鼻剂）

（吸鼻器）

有这种喷头的就行

不长个、不聪明，都是鼻炎惹的祸！

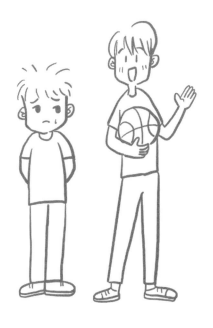

◎ 鼻炎、过敏性鼻炎的症状是什么？

鼻炎是儿童常见疾病，患鼻炎的宝宝一般会有打喷嚏、流鼻涕、鼻塞、鼻痒这四个症状。

引起宝宝鼻炎的原因大致分为两类：一类是病毒感染引起的鼻炎，就是我们常说的感冒引起的鼻炎。另一类就是非感染性鼻炎，其分为过敏性鼻炎、不是过敏引起的鼻

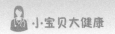

炎和能够找到明确病因的鼻炎。我们分别来说一说。

√ 第一个：就是我们常说的过敏性鼻炎；

√ 第二个：其他不是因为过敏而引起的鼻炎，比如在冷热刺激、气味、辛辣刺激下，出现流鼻涕等情况；

√ 第三个：能够找到明确病因的鼻炎，比如妊娠期鼻炎、药物性鼻炎。

因为过敏性鼻炎比较典型和常见，所以我们重点来说一下过敏性鼻炎。

过敏性鼻炎起病年龄多在 2 岁以后，症状会比较明显。

过敏性鼻炎分为季节性的和常年性的：季节性的过敏性鼻炎就是一年中只有特定的时间发作，其他时间不会发作，常年性是一年中都有症状。

导致季节性过敏性鼻炎的过敏原包括：树和花草的花粉等。导致常年性过敏性鼻炎的过敏原包括：尘螨、蟑螂排泄物、动物皮屑、真菌或霉菌。

接下来，我们来说说，患有过敏性鼻炎的宝宝都有哪些症状：

其实，宝宝过敏性鼻炎的表现往往不像大人一样明显，虽然也会有鼻塞、鼻痒的症状，但小宝宝流出的鼻涕一般不是清水鼻涕，更多的是黏鼻涕，有的小朋友会因为鼻子被已经结痂的鼻涕堵住鼻孔，经常掏鼻子，所以，家长往往会以为孩子就是喜欢掏鼻子，而不知道他其实可能是患有过敏性鼻炎。

过敏性鼻炎宝宝的第二个症状是咳嗽，很多鼻炎宝宝会表现出咳嗽的症状，所以也经常容易被家长误以为是感冒导致的咳嗽，而忽略了鼻炎这个原因。

如果你还是不知道过敏性鼻炎该怎么判断，下面列出了几个过敏性鼻炎比较典型的特征以供参考：

√ 张口呼吸、持续鼻塞、睡眠质量差；

√ 大多有过敏性疾病的家族史，如鼻炎、哮喘、特应性皮炎、反复荨麻疹等；

√ 有的宝宝有变应性疾病病史，如湿疹、牛奶蛋白过敏等。

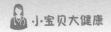

◎ 宝宝有过敏性鼻炎了，应该怎么办？

在家有哪些护理方法：

第一种方法，家长可以使用海盐水（或生理盐水）给宝宝清洗鼻腔，你可以参考"如何正确给宝宝清理鼻腔？滴鼻、喷鼻、洗鼻到底怎么操作？"这一节，里面有详细的介绍，我在这里就不赘述了。

第二种方法，避免接触过敏原。常见的过敏原有两大类：吸入性过敏原和食入性过敏原：

√ 吸入性过敏原包括：尘螨、霉菌、花粉、雾霾、动物毛屑、烟草、蟑螂等居家昆虫的排泄物、装修材料及黏合剂、空气污染（汽车尾气、化学气体）等。需要提醒各位家长的是，尘螨是一种非常常见的诱发过敏性鼻炎的过敏原，所以要定期清洗床上用品和宝宝的毛绒玩具。

√ 常见的食入性过敏原有：牛奶、鸡蛋、海鲜、大豆等。

这里，我想提醒大家一下：过敏性鼻炎都是由吸入过敏原引起的，食入性过敏原并不会引起过敏性鼻炎，也就是说，过敏性鼻炎和食物过敏没关系，所以对于过敏性鼻炎的孩子，没有必要检查食物类过敏原。

第三种方法，使用空气净化器。在最严重的高发季节，比如秋冬季及花粉季，关闭门窗，使用空调或者空气净化器过滤空气，并尽可能待在室内。外出回家以后，或睡前，给宝宝洗个澡，去除头发和皮肤上的过敏原。注意室内空气的湿度，湿度过大，更加利于螨虫的滋生。

第四种方法，搬家。因为过敏性鼻炎和环境的关系密切，如果脱离过敏原，鼻炎有可能好转。所以如果过敏性鼻炎非常难以控制，可以考虑迁移到不同的气候和环境中，脱离过敏原，搬家就是个好办法。

再来说说就医治疗的问题：

1. 一般过敏性鼻炎的宝宝需要在医生的指导下进行药物治疗，而且这个治疗是一个较长期的过程，需要严格遵医嘱坚持规范用药。

2. 严重的过敏性鼻炎，比如经药物治疗无效或有合并严重并发症的，必要时可能需要手术治疗。

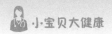

以下是过敏性鼻炎的用药指引表：

	用药	方法
过敏性鼻炎	抗组胺药物（口服）	·小月龄宝宝的鼻炎，常选用口服抗组胺药物； ·口服的抗过敏药物（第二代抗组胺药）有：西替利嗪，氯雷他定等； ·西替利嗪最小可以用于6月龄以上的宝宝，氯雷他定适用于2岁以上的宝宝； ·抗组胺药最常见的副作用是：镇静作用，使用后人会犯困，影响正常的工作，其他的副作用比较少见，长期使用比较安全
	糖皮质激素喷鼻剂	·糖皮质激素喷鼻剂是治疗效果最好的药物，是医生的首选，但2岁以上的宝宝才能使用； ·糖皮质激素喷鼻剂有：丙酸氟替卡松，糠酸莫米松等； ·最开始医生会建议用比较大的剂量，在症状充分控制以后，每周减少剂量，直到减少到能够控制症状的最低有效剂量； ·局部使用相对安全，不用过分担心激素类药物会对孩子产生不良反应
	抗组胺药物（鼻喷）	·鼻喷的抗组胺药物，特点是起效快，能迅速缓解鼻痒、喷嚏、流清涕等症状，全身副作用较小； ·鼻喷的抗组胺药物有：氮䓬斯汀，奥洛他定等； ·可以和口服抗组胺药物联合使用

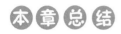

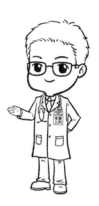

尿床可能是一种病

很多人都认为小时候尿床好像很正常，长大就好了……但孩子尿床都是正常的吗？

不！尿床很可能是一种病！

对于孩子尿床这件"小事儿"，家长们可千万别不当回事儿！如果您的宝宝表现出的是一种"特殊"的尿床，那就需要引起重视了！

这种病就叫作——遗尿症！

宝宝鼻塞的处理方法

宝宝鼻塞并不是什么严重的疾病，只要采用正确的护理方式，是可以得到缓解的。

◎ 第一个方法是清理鼻腔内异物

鼻塞无非是鼻腔内有异物堵住了，所以对于小月龄的宝宝，你需要帮助宝宝清理鼻屎，下面两个方法供你参考：

151

（1）棉棒处理：硬一点的鼻屎，可以先滴一两滴盐水润湿一下，然后再用棉棒处理；

（2）用生理盐水洗鼻子：如果你觉得棉棒处理不是很好操作，也可以用生理盐水给孩子洗鼻子。

对于那些可以自己擤鼻涕的大宝宝，你可以教他正确擤鼻涕的方法：让宝宝的身体自然前倾，用纸巾压住一侧鼻孔，用力擤出另一侧鼻涕，这里注意一下哦，不是我们通常使用的那种同时压住两侧鼻孔擤鼻涕的方法。

◎ 第二个方法是增加室内湿度

家长们可以在宝宝的卧室放一个加湿器，帮助增加室内湿度，防止鼻腔干燥。

◎ 第三个方法是垫高宝宝的头部

长时间鼻塞和流鼻涕会严重影响宝宝的睡眠，所以，可以在宝宝睡觉的时候，用大人的枕头将宝宝的上半身垫高， 让床垫看起来像一个平顺的滑梯，这样鼻塞的症状可以稍微缓解。

图书在版编目（CIP）数据

小宝贝大健康 / 李冀著. —长沙：湖南科学技术出版社，2020.12
ISBN 978-7-5710-0848-2

Ⅰ．①小…　Ⅱ．①李…　Ⅲ．①婴幼儿－保健　Ⅳ．①R174

中国版本图书馆 CIP 数据核字（2020）第 226137 号

XIAOBAOBEI DAJIANKANG
小宝贝大健康

著　者：李　冀
责任编辑：兰　晓　何　苗
出版发行：湖南科学技术出版社
社　　址：长沙市湘雅路 276 号
网　　址：http://www.hnstp.com
湖南科学技术出版社天猫旗舰店网址：
　　　　　http://hnkjcbs.tmall.com
邮购联系：本社直销科 0731-84375808
印　　刷：长沙鸿和印务有限公司
　　　　　（印装质量问题请直接与本厂联系）
厂　　址：长沙市望城区普瑞西路 858 号金荣企业公园 C10 栋
邮　　编：410200
版　　次：2020 年 12 月第 1 版
印　　次：2020 年 12 月第 1 次印刷
开　　本：880mm×1230mm　1/32
印　　张：5
插　　页：4
字　　数：86.9 千字
书　　号：ISBN 978-7-5710-0848-2
定　　价：45.00 元
（版权所有·翻印必究）